Docteur,
aidez-moi !

**Catalogage avant publication
de Bibliothèque et Archives Canada**

Lapointe, Gilles R.

Docteur, aidez-moi !

5e éd.

(Collection Psychologie)

ISBN 978-2-7640-1445-5

1. Santé. 2. Médecine – Ouvrages de vulgarisation.
3. Attitudes à l'égard de la santé. 4. Autothérapie. I. Titre.
II. Collection : Collection Psychologie (Éditions Quebecor).

RA776.L36 2009   613   C2009-940253-X

© 2009, Les Éditions Quebecor
Une compagnie de Quebecor Media
7, chemin Bates
Montréal (Québec) Canada
H2V 4V7

Dépôt légal : 2009
Bibliothèque et Archives nationales du Québec

Pour en savoir davantage sur nos publications,
visitez notre site : www.quebecoreditions.com

Éditeur : Jacques Simard
Conception de la couverture : Bernard Langlois

Imprimé au Canada

Gouvernement du Québec – Programme de crédit d'impôt pour l'édition
de livres – Gestion SODEC.

L'Éditeur bénéficie du soutien de la Société de développement des entre-
prises culturelles du Québec pour son programme d'édition.

Nous reconnaissons l'aide financière du gouvernement du Canada par
l'entremise du Programme d'aide au développement de l'industrie de
l'édition (PADIÉ) pour nos activités d'édition.

DISTRIBUTEURS EXCLUSIFS :

• Pour le Canada et les États-Unis :
MESSAGERIES ADP*
2315, rue de la Province
Longueuil, Québec J4G 1G4
Tél. : (450) 640-1237
Télécopieur : (450) 674-6237
* une division du Groupe Sogides inc.,
filiale du Groupe Livre Quebecor Média inc.

• Pour la France et les autres pays :
INTERFORUM editis
Immeuble Paryseine, 3, Allée de la Seine
94854 Ivry CEDEX
Tél. : 33 (0) 4 49 59 11 56/91
Télécopieur : 33 (0) 1 49 59 11 33

**Service commande France
Métropolitaine**
Tél. : 33 (0) 2 38 32 71 00
Télécopieur : 33 (0) 2 38 32 71 28
Internet : www.interforum.fr

**Service commandes Export –
DOM-TOM**
Télécopieur : 33 (0) 2 38 32 78 86
Internet : www.interforum.fr
Courriel : cdes-export@interforum.fr

• Pour la Suisse :
INTERFORUM editis SUISSE
Case postale 69 – CH 1701 Fribourg –
Suisse
Tél. : 41 (0) 26 460 80 60
Télécopieur : 41 (0) 26 460 80 68
Internet : www.interforumsuisse.ch
Courriel : office@interforumsuisse.ch

Distributeur : OLF S.A.
ZI. 3, Corminboeuf
Case postale 1061 – CH 1701 Fribourg –
Suisse

Commandes : Tél. : 41 (0) 26 467 53 33
Télécopieur : 41 (0) 26 467 54 66
Internet : www.olf.ch
Courriel : information@olf.ch

• Pour la Belgique et le Luxembourg :
INTERFORUM editis BENELUX S.A.
Boulevard de l'Europe 117,
B-1301 Wavre – Belgique
Tél. : 32 (0) 10 42 03 20
Télécopieur : 32 (0) 10 41 20 24
Internet : www.interforum.be
Courriel : info@interforum.be

DR GILLES LAPOINTE

Docteur, aidez-moi !

5e édition

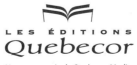

LES ÉDITIONS
Quebecor
Une compagnie de Quebecor Media

> *L'avenir et la santé sont entre les mains de ceux qui sauront et qui pourront s'arrêter pour se calmer.*
>
> Gilles R. Lapointe

> *Tout est dit,*
> *rien n'est compris.*
>
> Philosophe Alain

Table des matières

Préface   11

Chapitre 1 Pourquoi ai-je écrit un livre?   15

Chapitre 2 Qu'est-ce qu'un médecin?
(Le médecin parfait existe-t-il?
Des opinions qui varient.)   25

Chapitre 3 Le médecin en soi   43

Chapitre 4 L'attente   63

Chapitre 5 Les enfants sont-ils en santé?   79

Chapitre 6 À l'heure de l'anxiété   101

Chapitre 7 Le stress.   117

Chapitre 8 L'épuisement ou le *burnout*.   143

Chapitre 9 Les motifs à l'action — la motivation .   155

Chapitre 10 La persévérance   171

Chapitre 11 La discipline   185

Chapitre 12 Le bonheur.   199

Chapitre 13 Questions et réponses   223

Conclusion.   249

Bibliographie.   259

Préface

Enfin, Gilles a écrit. Enfant, il a joué; adolescent, il a choisi la discipline du baseball, puis la relaxation de la guitare. Il a exprimé sa vie et sa vitalité en chantant les chansons de son temps. C'était le *rock-a-my-soul*. Vas-y mon âme! Et, peu à peu, il a choisi un outil pour donner et servir: il est devenu médecin. Une médecine du milieu du mi-temps, du terrain et humaine.

Riche et à la fois étouffé par les expériences que donne le onzième rang dans une grande et nombreuse famille, il a reçu l'amour de plusieurs pères et mères par ses frères et ses sœurs. Dans une maison chaleureuse et à la table généreuse d'une bonne maman, et bercé par les sons musicaux d'un papa musicien et horticulteur, il a reçu toutes les couleurs et tous les sons des humains. Il est né dans le vedettariat familial et il sait donner beaucoup à la fois: les vibrations de ce qu'il vit en le chantant, en le disant et en le jouant. Et maintenant, comme je lui suggérais depuis dix ans, il nous dit son amour en l'écrivant.

Les écrits restent, se lisent, se méditent, s'impriment en soi et, comme un grain dans le sol, croissent et portent fruit.

En lisant ce volume, vous découvrirez comment être et bien-être. À vous se révélera le côté humain de la médecine et le côté poète du médecin.

Vos cœurs comprendront que les émotions sont le bagage de tout être. Chacun veut connaître ses valeurs, son territoire, maîtriser ses sens et découvrir son identité immortelle avec l'aide d'un corps qui, quelquefois, véhicule des joies, des peines, des frustrations, mais dont le cheminement est nécessaire pour élever la conscience de l'amour.

Vous verrez comment l'existence place des tensions et des stress sur les cordes de votre corps-instrument afin qu'il soit fidèle pour exprimer les vibrations de votre âme.

Gilles peut vous faire danser et vibrer lorsqu'il se lance dans le spectacle avec le jeu de huit notes bien rythmées. Ici, vous le découvrirez aussi enthousiaste et dynamique avec les mots tirés des vingt-six lettres de l'alphabet, et des milliers de maux sortis de son expérience de médecin et de conférencier.

Pour Gilles — et vous le sentirez vivre —, c'est un mouvement vers le changement. Avec lui, il ne faut pas végéter dans l'angoisse, la peur, l'ignorance et la souffrance. Au Madawaska, chez nous deux, là où ça fait mal, là on frotte et on continue le jeu de la vie.

Vous trouverez le nom des émotions et des passions (la folie humaine en soi). Cependant, grâce aux suggestions de Gilles, vous serez imprégné aussi de la raison qu'accorde toute discipline acceptée en soi. Ainsi, la folle du logis (l'imagination) sera bien dans la loge de la folie, la raison. Oui, à condition que vous ayez laissé des portes qui s'ouvrent et des fenêtres bien propres et transparentes. Nos passions, nos émotions sont les flammes de notre foyer. Elles nous réchauffent et nous éclairent si nous les contrôlons bien. Sinon, elles peuvent tout flamber.

Vous connaîtrez «l'attendite», maladie moderne. Il vous fera lever debout et marcher vers votre réalisation dans le quotidien.

Gilles vous offre des mots remplis d'espoir en échange des maux de vivre que sont l'anxiété, la peur, l'épreuve. Il y a des mots pour changer la programmation qui est malheureusement imprimée par votre imagination ou par les influences antérieures familiales et sociales.

Il y a des mots pour remettre à la bonne heure et au bonheur l'horloge du *pas assez* et de *l'a venir*. Oui, c'est un retour au temps présent. Régler ses tensions, s'équilibrer, voilà le bon stress.

Pour retirer le maximum de sa vie organique (respirer, boire et manger), de sa vie mécanique (agir, servir), de sa vie affective (s'aimer et aimer) et spirituelle (bénir et prier), il nous faut un bilan personnel et annuel. Faites-le. Il vous montre comment.

Évoluer et grandir en étant nourri de l'amour des autres, c'est enfantin. Mais mûrir en découvrant l'amour en soi afin que dans le partage nous puissions aider l'autre à le découvrir et l'éveiller en lui, alors là, ça va pour la maturité.

Enfin vivre, c'est le changement, l'instabilité, l'inconfort, l'insécurité et la non-permanence. Vivre, c'est une énergie en mouvement, une impulsion, une émotion, un moteur, une motivation. D'une phrase à l'autre, vous découvrirez la vie qui s'agite, qui se cherche, qui se dresse vers la lumière.

Dans cette fougue, la persévérance, la discipline, la recherche de perfection, l'élan, voilà tout ce qu'il faut pour être, vivre pleinement et prendre conscience.

Gilles va de l'avant, en masse et à plein. Il vous dira: savoir s'arrêter, savoir réfléchir, savoir écouter, savoir demander de l'aide. Ce sont les grandeurs de l'humilité pour apprendre durant le déroulement du quotidien.

L'esprit a une visée pour nous. Cette visée dépasse tout ce que nous pouvons être, tout ce que nous pouvons penser et imaginer. Chaque événement, chaque sentiment de notre existence est un éveil vers cette visée. Lorsque vous aurez médité les passages de ces chapitres, vous serez plus près de l'objectif. La sortie de l'inconscience vers la réalisation de la pleine conscience vous transformera par cet éveil et vous serez habité par la paix, le bonheur, la santé et la richesse.

Bonne lecture et que votre cœur vibre.

Luc-Rolland Albert
médecin, pédiatre,
auteur, animateur et conférencier

Chapitre 1

Pourquoi ai-je écrit un livre ?

Un peu comme à l'adolescence, chaque individu, peu importe son âge, veut s'identifier, trouver sa personnalité. Ayant fait et vécu certaines expériences, l'adolescent prend conscience de l'importance de la vie et des êtres qui l'entourent. La vie parfois ressemble à un casse-tête où l'on rassemble des pièces pour tenter de faire un tout. Les pièces éparpillées ne sont pas toujours faciles à rassembler, sauf que l'effort, la patience et le temps façonnent la base de l'entreprise d'une démarche bien précise.

Mon contact étroit avec les gens m'a incité à prendre l'initiative de rédiger cet ouvrage. En effet, ce sont les patients qui ont suscité chez moi le goût de leur fournir quelques ingrédients nécessaires pour mieux fonctionner dans le quotidien. La solution à leurs problèmes est parfois tellement simple qu'elle devient inaccessible en fonction des besoins inutiles qu'ils se sont créés.

J'ai constaté au fil des ans et de par mon expérience médicale que, quoique nécessaire, la médecine n'a pas réponse à tous les maux et n'est pas garante d'une solution définitive à un problème précis. La réponse à un problème ne se trouve pas non plus dans l'alcool, la drogue, les stéroïdes anabolisants, la dépendance aux autres, les soins médicaux de toutes sortes, les vitamines et minéraux, etc. **Dieu ferme des portes, mais il garde toujours des fenêtres ouvertes.** Ce sont ces fenêtres qu'il faut rechercher, car, peu importe le problème, il existe toujours une solution quelconque.

La santé, prise dans sa totalité (physique, mentale, sociale, émotionnelle et spirituelle), est le don le plus précieux que chacun de nous possède; pour la préserver, l'être humain doit être en harmonie avec lui-même et avec son entourage. Une qualité de vie s'acquiert par la discipline, celle qui nous permet de nous élever au-dessus de la médiocrité, celle qui nous responsabilise de nos choix et qui nous fournit les éléments nécessaires à un meilleur contrôle de notre vie.

Travail + efforts + discipline + maîtrise de ses choix = meilleure qualité de vie. Je ne prétends aucunement avoir la solution concrète à tous les problèmes. Au même titre qu'un mécanicien, il est de mon devoir de fournir des outils, par le biais de conseils et de moyens, aux gens qui veulent développer la maîtrise de leur vie et y parvenir. La réponse à ses maux ne se trouve pas uniquement dans l'alimentation, la relaxation, le contrôle de son cholestérol ou la maîtrise de son mental, mais bien dans l'ensemble des conseils qu'une personne veut bien apprivoiser et par la suite maîtriser. Un individu a parfois besoin d'une feuille de route pour se rendre à destination, et cela est en partie le but de mon volume.

Je considère mon livre comme un outil (comme bien d'autres) qui permettra à une personne d'avancer dans son cheminement personnel. Il est inutile de chercher les mots magiques, les formules gagnantes, la solution miracle, les grands thèmes de l'humanité, un jargon médical époustouflant, des élans scientifiques qui dépassent l'intelligence normale. Si vous êtes à la recherche de simplicité dans un monde complexe, je vous recommande de continuer, sinon...

Ce livre, c'est un cadeau que je fais à ceux et à celles qui désirent se prendre en main et développer, malgré les vicissitudes de la vie, le désir de vivre et de tenter de profiter de chaque seconde de leur existence. Un livre peut servir de tremplin à quiconque veut réveiller l'enfant qui sommeille en lui. C'est un pas de plus vers une évolution personnelle: celle qui permet d'accroître des valeurs morales, spirituelles et humaines en fonction de rendre le monde dans lequel on vit un peu plus humain, un peu plus viable. Cette démarche peut être atteinte sans trop déranger le quotidien et sans créer de perturbations, tout en permettant aux gens qui le désirent de développer un mieux-être et d'atteindre une grande sérénité.

Ce livre ne vient pas de moi. Il est le reflet des gens qui, par leur désir inlassable, ont provoqué chez moi le besoin de leur fournir des moyens pour mieux vivre en santé. Ma petite voix intérieure a mis du temps à se faire entendre; et à se concrétiser, mais sa résonance devenue trop forte, je ne pouvais remettre le projet de ce livre à demain.

Il vient toujours un moment où l'on doit sortir de sa routine intérieure, car on ne peut, de nos jours, simplement se laisser bercer par la vie et se laisser orienter au gré du vent.

Sortir de sa routine intérieure, c'est fermer les portes au doute, croire en soi, enlever les torpeurs créées par le négatif omniprésent, rechercher la bonté chez les gens et la beauté de la vie. Sortir de sa routine intérieure, c'est faire et trouver sa place, c'est suivre la lumière qui jaillit de notre étoile personnelle, car chacun de nous en possède une. J'appelle cela: **voir la vie sous un angle différent.**

Pour moi, écrire ce dont j'ai envie, c'est faire briller cette grande lumière qui éclaire davantage ma vie et qui, à cause des rayons positifs qu'elle émet, illumine l'état d'être de ceux et de celles qui se sentent un peu perdus dans un monde essoufflé.

Être capable de fournir à ceux et à celles que j'aime les motifs valables de vivre et d'espérer, comme le dit le théologien Teilhard de Chardin, me permet de croire encore davantage à ce que je fais et d'en faire profiter aux autres.

Écrire un volume, c'est donner une partie de soi à ceux et à celles qui veulent cheminer. Car chaque personne qui lit un volume en intègre toujours une partie dans sa vie personnelle. Je compare cela aux conseils que je donne aux gens lorsque je les rencontre en consultation.

Les vingt dernières années (ou devrais-je plutôt dire, depuis que j'œuvre auprès des gens comme médecin), ont été pour moi des années d'études profondes, car chaque patient ou patiente a été pour moi «un professeur». En un mot, j'ai été «l'élève» de mes patients.

Tout le monde cherche le bonheur et le succès, mais à quel prix? On recherche le succès en vivant de peur alors que chaque cellule de notre intérieur crie au secours. Il est évident qu'on peut crier sur tous les toits que la société est malade, mais souvent, un cri, comme l'écho, perd de sa force en s'éloignant. Beaucoup de gens crient au secours, mais peu d'oreilles sont à l'écoute. Les individus ont besoin d'être écoutés, mais personne ne les entend.

Le but ultime de ce livre est d'aider ceux et celles qui ont besoin d'aide. Je veux aider les gens à développer le potentiel qui dort à l'intérieur d'eux pour faire en sorte qu'ils voient la vie du bon côté tout en gardant un bon équilibre, sans paniquer. Je le fais dans la plus grande simplicité et dans le respect des autres. Je sais très bien, en tant que médecin, qu'on peut, par la discipline et la persévérance, s'aider soi-même et je l'ai constaté à des centaines de reprises en cabinet. **La vie n'est pas un calvaire, c'est un élan.** Parfois cela demande un travail énorme sur soi-même afin d'arriver à développer le désir de vivre pour acquérir une grande paix intérieure qui peut faire toute la différence du monde.

Pour beaucoup de gens la vie est peut-être un combat. Sans être entièrement d'accord avec cette assertion, je maintiens l'idée que l'être humain possède en lui tous les outils nécessaires pour alléger son combat et ses problèmes. Il peut participer à cette grande aventure qu'est la vie. Mes années de pratique m'ont appris qu'il est impossible de changer les gens; on ne peut que les aider et les soutenir dans leur démarche personnelle : celle de grandir ou de stagner.

À chaque personne qui me consulte en me disant **qu'elle vient chercher de l'aide**... (que ce soit de l'aide physique, morale, sociale), je m'empresse de lui répondre qu'elle a déjà une bonne partie de la bataille de gagnée ou encore, qu'elle a déjà un grand travail de fait. J'ai aussi constaté, avec les années, que les gens ont énormément besoin de parler, de se confier. Cela est inhérent à la race humaine, car **ce qui ne s'exprime pas s'imprime**. Ce que j'entends par cette expression, c'est qu'une douleur morale, par exemple, qui n'est pas exprimée, se fraye un chemin, tant bien que mal, là où elle veut. Là où elle décide d'y faire sa demeure (foie, cœur, artères, mental), les conséquences physiques qui en rejaillissent peuvent être désastreuses. La personne qui ne peut ou ne veut pas exprimer sa douleur morale ou son désarroi parviendra très souvent à décrire son problème sous forme de symptômes physiques : « Docteur, j'ai des douleurs partout. », « Docteur, je ne digère plus rien. », « J'ai du mal à dormir. », « J'ai de nombreuses douleurs articulaires. », « Je suis toujours malade. »

Le travail du médecin (en partie) est de stimuler chez les gens le besoin de s'exprimer, le besoin de parler d'eux, de dire ce qui ne va pas au travail, dans la famille, dans la société ; comment ils se voient, se perçoivent, composent avec la vie ; comment ils réagissent au stress quotidien ; ce qui les déçoit, les révolte, ce qui les rend heureux ou malheureux.

Lorsqu'on me demande pourquoi les gens sont si malades, je réponds qu'on ne choisit pas la maladie. **La maladie n'a pas d'âge, de race, d'intelligence, d'amis : personne n'est immunisé totalement contre la maladie.**

Évidemment, on peut devenir malade pour diverses raisons, sauf que je n'ai jamais examiné ou rencontré quelqu'un qui désirait être malade. Il se peut qu'inconsciemment une personne désire être épuisée afin de se reposer ou encore, que la maladie devienne une porte de sortie à une situation sans issue, mais **personne ne souhaite être malade.**

Quoi de plus précieux qu'un bon état de santé? Quand on a la santé, tout est possible ; quand on a la santé, on peut aimer, on peut travailler, on peut s'améliorer et aider les autres à s'améliorer. Ce sont peut-être les caractéristiques les plus importantes de la santé.

Puisque la santé est si importante, il est essentiel de vivre en harmonie avec soi-même dans le but de la conserver et d'éviter qu'elle nous fasse défaut précocement. Il faut bien l'avouer, la santé est très fragile. Elle est comme un sable mouvant, instable et vulnérable. De là l'importance de lui fournir tout ce qui est en notre pouvoir (chacun de soi) pour l'entretenir sainement et de façon intelligente. Malheureusement, la santé est comme l'eau, on l'ignore quand on l'a, mais lorsqu'elle est menacée, plus rien d'autre ne compte.

Des efforts réguliers, une discipline de vie, de la motivation, de la persévérance, une bonne alimentation physique et mentale ne sont là que quelques aspects qui contribuent à un meilleur état de santé et à une vie mieux équilibrée.

Un privilège

Je me considère comme choyé par la vie d'acquérir, par le biais du présent volume, une nouvelle expérience à ma carrière et d'offrir une continuité à cet élément qui me tient énormément à cœur : la santé.

Un livre, c'est une évolution personnelle, l'aboutissement d'un rêve inespéré ; c'est l'enfant qui sommeille en soi et qui devient adulte. Malgré l'évolution actuelle de la société, un tel ouvrage ne peut s'accomplir sans la contribution des patients, sans cette communication avec les gens, si nombreux, qui sont affligés par la souffrance et la misère.

Mon évolution personnelle, je la dois en grande partie à la contribution, à l'expérience et au support des gens. Je suis bien placé pour affirmer que, sans bouleverser notre vie, cette évolution permet d'accroître nos valeurs personnelles et, par le fait même, de renforcer nos valeurs morales et spirituelles.

Écrire un livre demande à l'auteur d'aller un peu plus loin; cela exige un léger dépassement de ses limites tout en augmentant sa confiance en soi. Il existe dans la vie peu de choses autres que de croire en soi, car cela permet de laisser aller, de faire confiance; c'est se laisser guider par sa petite voix intérieure qui nous dit: «Fais-le pour aider les autres.» Se surpasser, c'est aller au-delà de l'ordinaire, c'est sortir de l'ordinaire; c'est sortir des sentiers battus; c'est faire autre chose que de se laisser bercer par la vie en attendant qu'elle nous apporte tout.

Il est facile de tomber dans le piège et de se laisser menotter par l'esprit négatif des autres, car certaines personnes se spécialisent à dénigrer, à critiquer et à abaisser ceux qui agissent. Bref, elles ne voient rien de bon. Sortir de sa routine intérieure, c'est aller vers une source d'énergie, une lumière qui éclaire sa vie et qui nous amène à la regarder sous un angle différent.

Ma confiance en moi est alimentée par le désir d'aider les autres. En d'autres termes, je veux simplement contribuer à faire de notre monde un monde meilleur. Le présent livre se veut une preuve de ma responsabilité envers les gens qui se sentent perdus dans la société «froide» et souvent indifférente dans laquelle on vit.

Écrire un volume, c'est un peu entrer dans la vie privée des gens, car chaque personne qui le lit l'assimile à sa vie. Je veux simplement fournir aux lecteurs des motifs de vivre. Les gens cherchent, courent, investissent, s'alarment, s'inquiètent sans jamais s'arrêter pour regarder ce qui se passe à l'intérieur d'eux-mêmes. Les gens se disent heureux sans être capables de définir le bonheur; les gens vivent de peur à l'intérieur, ils crient au secours mais leur voix ne se fait pas entendre; ils manquent d'attention, ils ne cherchent qu'à être entendus.

On vit dans une société où les gens veulent un peu tout faire et tout avoir, une société où l'on prend beaucoup sans trop donner, une société à tendance égoïste. On parle beaucoup du stress, mais on devrait aussi parler de la peur, de la violence, de l'injustice, du paraître, de la crainte, de l'insécurité, de l'envie, et j'en passe. On cherche le bonheur à outrance, alors que le bonheur ne s'obtient qu'en faisant un ménage intérieur basé sur des valeurs sûres.

> Jouissez de la tranquillité de l'âme qui provient du service de la vérité... Évitez toute duplicité... Soyez libres de convoitise... Évitez la colère... Aimez-vous les uns les autres.

> Les gens tiennent absolument à une vie de richesse, de confort, de plaisir et d'égoïsme, et ignorent que la souffrance humaine provient directement du désir de ces choses.

> Bouddha

Il prend peu de choses pour ébranler la vie des gens, il prend peu pour que le moral s'écroule: on choisit les meilleurs produits pour sa voiture et on intoxique son corps de multiples façons. On demande aux gens de se surpasser, on parle de plus en plus de super performance, car la performance normale ne suffit plus.

Le désir d'être performant et d'aller au-delà de ses capacités coûte très cher au point de vue physique et mental; on ne pratique plus la loi du **savoir-produire sans se détruire**. Cette performance devient un stress incontrôlable. Ce n'est pas le stress qui cause des dommages à ce moment-là, mais bien le désir de trop en vouloir, trop en faire et trop pousser ses capacités.

Tout le monde parle de santé sans trop savoir ce que c'est, on parle de stress en le mélangeant à toutes les sauces sans pouvoir l'identifier vraiment. Extérieurement, les gens font bonne figure, mais que dire de l'intérieur... Mon but présentement est fort simple: aider les gens à s'aider eux-mêmes, c'est-à-dire à se prendre en main. Par une discipline et une persévérance alimentées d'un esprit positif déterminé, j'offre mes années d'expérience à ceux et à celles qui veulent en profiter.

L'important n'est pas d'être parfait, mais de se sentir bien dans sa peau. Rares sont les gens qui ont eu la vie facile. Or, qu'est-ce que la vie si ce n'est d'apprendre, de comprendre et d'évoluer? Une petite victoire chaque jour est parfois suffisante pour y arriver. Le plus grand succès dans la vie est de pouvoir se découvrir tel que l'on est, même si au départ l'esprit semble embrouillé, petit à petit, il s'éclaircit et la lumière remplace la noirceur.

Voilà brièvement ce qui amène un médecin à écrire un volume: celui de vouloir aider ses semblables. J'ai appris très tôt de mes parents que, peu importe les difficultés, il y a toujours une solution. Ma mère, malgré son esprit négatif, nous a toujours enseigné que, dans les moments difficiles, on n'est jamais seul et même lorsque l'on se sent abandonné, au plus profond de l'abîme, il y a toujours quelqu'un vers qui on peut se tourner. Ma mère nous a légué sa foi. Dans les moments difficiles, elle s'est toujours tournée vers la prière parce que, pour elle, c'est une amie, un guide, une lumière qui ne peut lui faire défaut. Elle y retrouve une consolation, un réconfort que ni médicaments, ni drogues, ni alcool ne peuvent lui procurer.

J'ai l'impression que sans cette foi je serais difficilement parvenu à rassembler mes idées, expériences et connaissances afin de mettre sur papier ce que vous lirez. Pour ma mère, peu importe les problèmes, elle n'est jamais restée sans solutions. Elle avait peut-être une foi à l'épreuve de tout, car, pour elle, celui ou celle qui n'a pas la foi en lui est un être sans vie et sans espoir, un être perdu, une vie perdue.

Pour beaucoup de gens la vie est peut-être un combat, mais il existe toujours des outils pour alléger le fardeau, et le présent livre se veut un outil dans la mesure où on est prêt à mettre les efforts pour construire son bonheur, sa vie.

Chapitre 2

Qu'est-ce qu'un médecin ?
(Le médecin parfait existe-t-il ?
Des opinions qui varient.)

Étant jeune, j'ai toujours cru que le médecin était un être tout puissant qui pouvait même faire des miracles. Je le croyais plus fort que tout le monde. Je le pensais même éternel et plus fort que mes propres parents, car eux étaient vulnérables aux bobos quotidiens. Il représentait l'anxiolytique par excellence, celui qui calmait la tempête et rétablissait le calme. C'était le «pompier» des urgences médicales. L'abaisse-langue, les vaccins, les prises de sang faisaient quand même de cet être une espèce de sorcier vêtu de blanc qui pouvait cependant représenter une menace pour un petit être sans défense, c'est-à-dire un jeune enfant.

Le médecin n'a rien qui diffère des autres êtres humains. Il est soumis aux mêmes microbes, aux mêmes virus, aux mêmes agressions, aux mêmes émotions, aux mêmes lois de la nature, aux mêmes tensions, bref, aux mêmes problèmes (malgré certaines croyances contraires) que tout le monde. Il n'est nullement épargné des maladies aiguës et chroniques, nullement épargné des stress quotidiens. Il vit des tensions au même rythme que l'humain qui circule dans la rue; il est sujet à la déprime, car il vit lui aussi des joies et des peines, des victoires et des défaites, des bonheurs et des épreuves, de l'espoir et du désespoir.

Malgré ses connaissances et son pouvoir de maîtriser la science médicale, le médecin fait, lui aussi, partie des statistiques sans cesse grandissantes au sujet des **maladies dites modernes:** l'alcoolisme, les maladies cardiovasculaires, l'obésité, le diabète, etc. Il n'est pas à l'abri des statistiques sans cesse inquiétantes des décès prématurés secondaires à une crise cardiaque.

Peut-être sommes-nous portés à le croire plus fort qu'il ne l'est vraiment? Mais, après tout, il n'est pas immunisé contre les problèmes auxquels il est soumis tous les jours. Il doit composer avec l'anxiété marquée de plusieurs de ses patients, sans parler des problèmes des autres malades qui le consultent quotidiennement.

Il n'est pas à l'abri de l'insécurité et de la vulnérabilité; il transige continuellement avec la souffrance humaine, les émotions, la maturité et l'immaturité des patients.

On s'attend parfois à ce que le médecin puisse régler presque, ou sinon, tous les problèmes seulement par un geste, un mot, une pilule ou une injection.

On a tendance à le percevoir comme une personne à tout faire. Il peut être à la fois guérisseur et psychologue, orienteur, père, mère, ami, médecin, sociologue, protecteur, etc.

On a parfois l'impression qu'il peut s'occuper de tout et intervenir dans tout, car rares sont les gens qui se déplacent chez le médecin pour aller raconter leurs bonheurs.

Le médecin ne peut pas tout faire, tout savoir et tout connaître; c'est un être humain, faillible, sujet aux mêmes faiblesses et aux mêmes erreurs que chaque être humain qui le consulte.

La médecine n'est pas un commerce, une entreprise ou une industrie. Or, le médecin ne peut pas se permettre d'être indifférent, apathique ou froid envers les patients qui le consultent, car chaque personne est différente et chacune a ses problèmes personnels.

Le médecin au service des gens

Le médecin devrait-il être plus voué à sa profession que les autres professionnels de différents secteurs? Personnellement, je crois que oui, non pas à cause de ses années de scolarité (les autres professionnels étudient tout aussi longtemps), mais parce qu'il est à la merci des besoins et parfois même des caprices des autres.

Le médecin devrait être voué à sa profession parce que l'essence de son travail n'est pas les médicaments, les techniques savantes, les examens de laboratoire, les dernières hypothèses concernant telle ou telle maladie ou la demi-vie des anti-hypertenseurs; l'essence de son travail, c'est l'être humain. Le Dr Paul Tournier, célèbre médecin et écrivain suisse français, écrivait: «Un monde où l'on puisse vivre, ce serait, je pense, un monde où il y aurait un véritable contact entre les gens, où ils pourraient s'ouvrir les uns aux autres, et s'aider ainsi mutuellement à devenir eux-mêmes authentiques. Guérir la société? On ne peut le faire autrement qu'en guérissant les hommes un à un.»

Même si le médecin se trouve parmi les professionnels les plus occupés et qu'il lui est impossible de vraiment mesurer la souffrance d'autrui, il se doit d'écouter et autant que possible de ne pas donner cours à l'impatience ou à l'intolérance. Son rôle n'est pas de moraliser, de prêcher et de dicter. Son rôle n'est pas de juger, d'approuver ou non; son rôle est d'aider, de conseiller et d'éduquer.

La médecine n'est pas une entreprise ou une PME, elle offre des services. Le médecin doit être capable de faire la part des choses et de réaliser que l'expression de la douleur physique par le patient est en réalité un cri d'alarme ou la manifestation d'une douleur intérieure profonde qui peut se traduire en gestes, en mots, en regards qui signifient: «J'ai mal. J'ai des problèmes. J'ai besoin d'une personne qui puisse m'écouter, me comprendre et m'aider.»; «J'ai besoin de...»; «J'ai besoin qu'on m'aime.»

Je suis d'accord pour dire que le médecin est bien rémunéré pour le travail qu'il fait, mais lui aussi reçoit les mêmes factures que tout le monde à la fin de chaque mois. Cependant, la grande récompense ou satisfaction ne vient pas d'un chèque, mais de la reconnaissance, du respect et du sentiment humain que ses patients lui témoignent.

La médecine comme telle peut s'apprendre dans de savants volumes scientifiques, mais la pratique médicale ne s'apprend pas dans les livres; ce sont les patients qui nous l'apprennent. Ce sont les patients qui nous recyclent et nous enseignent ce qu'est la vraie vie.

Je dois vous avouer que depuis 20 ans, chaque patient vu et examiné, dans mon cabinet, a été pour moi un professeur. Le médecin lui aussi est là pour apprendre, car, comme le dit un comédien américain: «Nous sommes tous ignorants mais dans des domaines différents.»

Le défi qui est réservé aux médecins actuellement est celui de pouvoir marier la science médicale à l'art médical. En effet, on se rend compte assez rapidement que la science a ses limites et que les dernières années ont en quelque sorte donné lieu à des changements radicaux en ce qui concerne la relation médecin-patient ou patient-médecin.

On reproche à la médecine de s'être appropriée la science technologique au détriment des facteurs humains. Alors, la réintroduction d'une relation plus humaine dans nos cabinets et dans nos hôpitaux modernes ne sera pas chose facile.

La médecine, dans sa globalité, est beaucoup plus qu'un examen, qu'un test, qu'une injection, qu'une radiographie, etc. La médecine est beaucoup plus profonde que cela, surtout si on la pratique dans toutes ses sphères ou sa totalité. La science ne peut pas toucher l'humain dans sa profondeur; or, il faut bien comprendre que la science et la technologie ont leur place en médecine. «La médecine s'occupe de l'homme, or l'homme, la science n'en voit que les morceaux. La science est essentiellement analytique, c'est-à-dire qu'elle divise et subdivise jusqu'au plus petit détail. Elle peut dire ce qu'est le foie, ce que sont les reins, elle peut analyser les fonctions du foie et découvrir les différents types de rhumatismes. Mais c'est le tout qui manque. La science ne peut jamais saisir le tout. Le contact humain, la possibilité d'entrer en contact avec son malade, de s'ouvrir à lui et devenir son ami, tout cela n'est pas scientifique et cela doit venir d'une autre source.» (*Guérir*, Dr Paul Tournier)

L'instrumentation ne peut remplacer la compassion, la compréhension et le support moral. Peu importe nos convictions, on ne peut séparer ou dissocier la composante physique de la composante psychologique; le médecin, de par sa formation, son éducation, sa sensibilité et son sens humain, doit être en mesure de comprendre l'enjeu ou la fusion des sciences physiques et psychologiques.

Il est beaucoup plus facile de traiter lorsqu'on comprend les causes directes ou indirectes de la maladie. Les causes ne proviennent pas toujours de virus, de bactéries, de mauvaises habitudes de vie ou de la cigarette. Le médecin actuel devrait être en mesure de maîtriser la science médicale proprement dite et la psychologie humaine; s'il ne s'attarde pas ou ne respecte que l'un ou l'autre de ces domaines, il fait fausse route.

La grande réalité de la vie est que la maladie est, au même titre que la santé, omniprésente et que la souffrance et la mort le sont aussi. De là vient l'expression: «Il faut rire dans la vie car personne n'en sort vivant.» **Dieu ne veut jamais la mort mais la vie, jamais la maladie mais la guérison et Il est avec nous dans notre lutte de médecin.**

Le médecin ne peut se mettre à la place de son malade. Il peut, tout au plus, l'écouter, sympathiser avec lui, l'encourager, mais il ne peut comprendre la vraie douleur, car la souffrance peut être perçue par l'autre, mais il ne peut se communiquer. Soulager la douleur et comprendre

la douleur, ou la souffrance, sont deux entités très différentes.

Au-delà de la médecine

L'homme a réalisé des progrès gigantesques au cours des
dernières années. Que de réalisations, que de changements! En effet, tout est changé, tout est différent, sauf du
point de vue humain. Où est rendu le côté humain? Qu'en
est-il advenu?

Les méthodes changent, mais l'homme comme tel
a-t-il vraiment changé? Le progrès actuel se fait surtout
ressentir dans la technologie, le matériel et l'aisance, mais,
sur le plan humain, le progrès n'est pas réciproque. La
mode, les voitures, les coutumes, les appareils changent,
mais les gens communiquent-ils pour autant?

On parle d'amour, alors que les hôpitaux n'ont jamais
été aussi congestionnés. On parle de paix, alors qu'il y a
des guerres aux quatre coins du globe. On parle de communication, alors que le taux de divorce n'a jamais été
aussi élevé. On parle d'augmentation épidémique des différentes maladies transmises sexuellement, alors que l'utilisation du condom semble à la baisse. On parle de qualité
totale au travail, alors que 5 p. 100 de la population est en
bonne santé physique, mentale, sociale, spirituelle. On
parle de relaxation et de méditation, alors qu'environ
40 p. 100 des gens ont des troubles de sommeil. On parle
de qualité de vie, alors que les gens en général n'ont
jamais autant consommé de médicaments de toutes sortes
(sous prétexte que la médecine connaît mieux les maladies et les traitements). On parle d'humaniser les soins,
alors que le taux de malades augmente et que le personnel
dans les hôpitaux est réduit. On parle de nouvelles technologies qui devraient refaire le monde et créer des emplois,
alors que le taux de chômage ne fait que grimper. On
parle d'évoluer, alors que...

L'état actuel des choses fera en sorte que la race
humaine devra sortir de son état de rêve. L'adulte dont le

corps est parvenu à maturité ne peut plus réagir en ayant la mentalité d'un enfant (plus que souvent, lequel nous donne des leçons). Tout être humain mature est responsable de sa vie et de la vie des autres. Chacun de nous doit être membre à part entière de cette grande race humaine: personne n'y échappe. C'est la raison pour laquelle Raymond Lévesque dit que lorsqu'un être humain se suicide, c'est cinq milliards d'hommes qui se suicident. Personne n'y échappe. On parle de violence chez les jeunes, alors qu'ils ne sont que le reflet de ce qu'ils ont vu et appris. Ce n'est pas à travers la discipline forcée, les sentences plus lourdes, les hôpitaux plus grands, les prisons plus grandes, les corps policiers plus nombreux, les systèmes sociaux mieux organisés que se réglera la condition humaine. La tendance actuelle est inhérente à l'être humain, c'est là qu'elle y puise ses racines, or, inutile de chercher des correctifs et des solutions ailleurs. «Si dans ton miroir ta figure te déplaît, ne casse pas le miroir. Ce n'est pas lui qu'il faut briser mais toi qu'il faut changer.» (*Bonheur où es-tu?* Père Charles Plourde)

Pour trouver des solutions, l'humain a tendance à chercher partout du matériel à la drogue en passant par tout ce qu'on imagine. Voilà pourquoi Raymond Lévesque chante: «Lorsque les hommes vivront d'amour, il n'y aura plus de misères.»

Un changement possible

Même si l'homme connaît une certaine stagnation dans son évolution personnelle, ce qui est extraordinaire c'est qu'il a le pouvoir de changer, de passer du mauvais au bon, du faux au vrai. De l'enfant impossible qu'il était, l'humain peut devenir un être doux, serein, gentil, intelligent et compréhensif à l'âge adulte.

La vraie force d'une société n'est pas déterminée par le pouvoir, ses forces militaire et économique ou la hauteur de ses gratte-ciel, mais bien par l'état de santé physique, mentale, sociale et spirituelle des gens. Cet état de santé d'ailleurs devrait dépasser la médiocrité qui trop souvent caractérise notre société.

Le Dr Jacques Genest, chercheur émérite, écrivait : « Si l'on veut arriver à un haut degré de bonheur et de sérénité, il est important d'acquérir les vertus fondamentales de maîtrise de soi, de prudence, de justice et de courage, et d'apprendre à mieux s'adapter aux stress de la vie moderne par une conduite de vie que nous ont enseignée les grands sages de l'humanité. »

Je crois que le médecin de par sa profession, de par son partage de l'intimité des gens qui le consultent et de par l'influence qu'il peut créer sur la société en général a un rôle capital à jouer. Ce travail ne peut pas s'effectuer à sens unique. Même si le médecin est appelé à prêcher par l'exemple, même s'il côtoie de près la misère humaine, ce travail ne relève pas uniquement de lui. Chaque être humain doit participer à la restructuration des vraies valeurs humaines.

Il manque encore beaucoup d'éléments à cette restructuration, mais il est cependant urgent de rassembler les pièces du « casse-tête » où chaque être humain devient une composante indispensable pour créer l'unité. J'aurai l'occasion de revenir sur ce sujet.

Que représente le médecin pour vous ?

Chacun peut avoir sa propre conception de ce que représente pour lui un médecin. Il est relativement facile de décrire ce qu'est la science médicale mais de définir, dans son entité, ce qu'est un médecin est une chose plutôt difficile car, justement, l'opinion peut varier d'une personne à l'autre.

On peut qualifier le médecin de guérisseur, de magicien, d'artisan, de professeur, d'éducateur, de technicien, de consultant, de guide, d'être compatissant, de conseiller, de serviteur, etc. Cependant, il demeure celui qui doit offrir la ou les solutions au problème d'un malade, et cela sans distinction de classe, d'intelligence, de diplôme ou de rang social.

En bout de ligne, l'important est de retenir ce que dit mon ami Michel Brodeur, écrivain et réalisateur: «Le médecin a pour devoir de tout remettre en œuvre pour rendre la santé à son malade, ou si cela s'avère impossible, de soulager au moins ses souffrances. Le cas échéant, le profit et la commodité du médecin doivent même être sacrifiés à ceux de son patient, car en prononçant le serment d'Hippocrate, le docteur en médecine a juré de faire passer les intérêts du malade avant toute chose.»

Le *Petit Larousse* définit le médecin comme étant le titulaire du diplôme de docteur en médecine, qui exerce la médecine. Il définit cependant la médecine comme étant un ensemble de connaissances scientifiques et des moyens mis en œuvre pour la prévention, la guérison ou le soulagement des maladies, blessures ou infirmités. Ce sont des définitions rigides. Je comprends ce fait, car il est difficile de définir une telle profession. Il en est de même de la définition d'un prêtre, d'un professeur, d'une mère, d'un père. Car le vrai professeur est beaucoup plus qu'une simple personne qui enseigne une matière précise. Le médecin peut prévenir une maladie, participer à une guérison, soulager un malade, mais le fait de comprendre un malade peut s'avérer être une injection positive.

Le simple fait d'écouter quelqu'un peut s'avérer la phase initiale et finale d'une guérison. Le médecin ne peut pas guérir la personne qui souffre d'un épuisement total; il ne peut pas guérir l'individu découragé à la suite de la perte de son emploi; il ne peut pas guérir la peine morale occasionnée par la perte d'un être cher; il ne peut pas guérir les effets désastreux d'un divorce ou d'une séparation; il ne peut que soulager la peine.

Le médecin ne guérit pas les maux de tête, il ne guérit pas une grippe et il ne guérit pas non plus l'arthrite. Un médecin peut réparer une fracture et poser un plâtre, mais il ne guérit pas l'os. Un médecin peut faire de la prévention, mais il ne peut pas empêcher la maladie, au même titre qu'un vaccin contre la coqueluche ne pourra assurer à 100 p. 100 une élimination à tout jamais de ce virus.

Le médecin offre ses connaissances, ses techniques, son savoir en fonction de ce qu'il y a de mieux pour son patient, comme le dit le Dr Picard Marceau: «Celui qui pratique la médecine doit accepter de se voir comme n'étant toujours qu'au minimum de ce qu'il devrait être et apprendre à se regarder comme en déficit permanent.»

Lorsqu'on choisit un médecin, c'est une décision, un choix personnel, sauf dans les cas d'une référence ou d'une urgence. Beaucoup diront qu'il n'est pas nécessairement facile de dénicher un médecin qui devient un complice et le choix de l'un (d'un patient) ne serait peut-être pas le choix de l'autre (d'un autre patient).

«Il est un bon médecin, il est extraordinaire, il est humain, rempli de cœur à l'égard de ses patients; il est intelligent, fiable, compréhensif, simple, à l'écoute et très généreux de son temps. Il encourage, renseigne, calme, donne beaucoup d'informations et discute toujours des options à prendre lorsqu'il institue un traitement. Il éduque ses patients, il les aide à prendre des décisions et les fait participer à leur bien-être. De plus, il ne prescrit jamais pour prescrire et il est un adepte de la prévention.» Voilà peut-être sommairement le profil type du médecin que tout le monde aimerait avoir comme ami, thérapeute, médecin traitant et j'en passe. Un médicament précis, pour telle maladie, n'aura pas nécessairement le même effet chez tous les gens; au même titre que ce médecin parfait, que je viens de décrire, ne peut faire l'unanimité.

Le médecin traitant qui tolère que son patient bronchitique fume un paquet de cigarettes par jour, est-il moins professionnel que le médecin qui ne le tolère pas?

Que peut faire un médecin à l'égard d'un emphysémateux qui dit: «Je suis malade mais c'est quand même bien de ma part de me limiter à 20 cigarettes par jour.»

Le rôle du médecin, qui en est un avant tout d'éducateur, consiste à aider les gens à se prendre en main par des conseils, des renseignements, et à leur offrir les meilleurs traitements possibles en fonction des problèmes qui lui sont présentés.

Comme l'écrivait le regretté Doris Lussier, avec qui j'ai eu l'occasion de m'entretenir pendant de longs moments lors du lancement de la Campagne de la fondation des maladies du cœur du Québec, en février 1993: «Les toubibs sont des gens importants dans notre vie: ce sont eux qui président à notre naissance, à notre santé, à notre maladie et à notre mort. Que nous en soyons satisfaits ou non, faisons-nous une raison, car les médecins sont là pour rester...»

Soucieux et avide de connaître ce que représente un médecin pour les autres personnes, soit celles du domaine médical ou celles complètement hors du contexte médical, je me suis informé auprès d'elles en leur demandant: Comment pourriez-vous décrire le rôle d'un médecin? Comment le percevez-vous? Que représente-t-il pour vous? Voici, dans les pages suivantes, les commentaires fort intéressants que j'ai obtenus.

On est en médecine comme on est dans la vie, un mélange de raison, de passion, de curiosité et d'assurances, d'apprentissage, d'acquis, de fougue et d'apathie, de compassion et d'indifférence; et ce pot-pourri est en continuelle mutation. D'aucuns s'imaginent qu'on se dirige en médecine par pur altruisme. La réalité est plus simple, on choisit la médecine pour se réaliser. Toutes les facettes d'une personnalité peuvent s'épanouir en médecine: le rationnel, l'intuitif, le scientifique et le manuel; l'auditeur et le communicateur; l'administrateur et le psychologue. Bien sûr, il faut aimer apprendre, acquérir des connaissances, les tenir à jour, parfois même les «challenger» et pousser la curiosité jusqu'à une nouvelle hypothèse à valider selon une rigueur bien scientifique. Pour décoder l'information donnée par le patient, le clinicien l'écoute avec sympathie, intègre ses signes et ses symptômes aux connaissances acquises et choisit l'examen qui confirmera son hypothèse... sans nuire à l'universalité des soins. Plusieurs spécialistes se voient comme des consultants purs, d'autres gardent un excellent contact continu avec le patient. Certaines spécialités nécessitent des prises de décision rapides et des exécutions minutieuses, d'autres sont basées sur un processus plus long impliquant de l'écoute. Du clinicien au chercheur, en passant par le radiologiste, on retrouve toutes les variantes de la science et de la communication. La médecine est une science et un art, la science s'apprend et l'art se vit.

Dr Michelle Robitaille
cardiologue

Jeune, l'image que je m'étais faite du médecin était celle d'une personne très humaine, disponible, à l'écoute et préoccupée avant tout par la santé des gens. Mon contact avec le monde médical m'a fait découvrir une toute autre réalité. J'y ai souvent trouvé des gens imbus de leur science, convaincus de leur vérité, très peu à l'écoute; parfois, j'avais même l'impression d'être un «client» en quête de services plutôt qu'un «patient». À qui la faute? Aux médecins eux-mêmes, au système? Peu importe. Cela fait que la plupart du temps, il ne reste que très peu de temps à l'humain derrière le malade, très peu de temps à l'écoute, à la prévention. On soigne, on prescrit, on opère... Dans un tel contexte, il ne reste qu'à espérer qu'à défaut d'avoir pu veiller sur notre santé, on arrivera au moins à s'occuper convenablement de nos maladies. Heureusement, il y a des exceptions, des gens qui correspondent à ma conception de ce que doit être un médecin. J'en ai rencontré quelques-uns et, chaque fois, ce fut une véritable consolation.

Mme E. B.
femme d'affaires

Un médecin est une personne qui sait écouter les gens qui viennent le consulter, c'est d'abord un confident, ensuite une personne qui a beaucoup de connaissances dans le domaine de la santé. Il ne cherche pas à soigner absolument, mais guide le patient vers la santé globale. Il responsabilise le patient.

Dr Benoit Tanguay
chirurgien dentiste

Le médecin pratique un art et une science.

Comme scientifique, il est soumis à des règles de rigueur, de travail, de responsabilité, d'excellence et de connaissance, en changement et en progrès continuel.

Le patient cherche la meilleure solution à son problème et le médecin lui en offre une qu'il croit être la meilleure. La qualité de sa contribution dépend de son acharnement à lire, à apprendre, à douter, à reprendre, à investiguer.

Il offre son produit en espérant que c'est le meilleur. S'il se trompe, cela peut être très bien de sa faute et, malheureusement, ce n'est pas lui qui en subit les conséquences. Cette situation est extrêmement lourde pour qui aime son prochain.

Par ailleurs, le médecin pratique un art, «l'approche du malade». La qualité de son produit, sous cet aspect, dépend de «ce qu'il est» et non de ce qu'il sait ni de ce qu'il essaie d'être.

Le médecin doit se voir dans le patient, le comprendre et compatir avec lui. Si le clinicien réussit, son patient passera en premier.

À cause de ces deux défis (l'exercice d'un art et d'une science), l'un aussi essentiel que l'autre, la pratique médicale donne un peu le vertige, mais est un terrain d'épanouissement idéal. Celui ou celle qui la pratique doit accepter de se voir comme n'étant toujours qu'au minimum de ce qu'il devrait être et apprendre à se regarder comme en déficit permanent.

Dr Picard Marceau
chirurgien

La médecine est l'art de prévenir et de soigner les maladies de l'homme. Le médecin doit étudier anatomie, biochimie, biologie, histologie, microbiologie, pathologie, pharmacologie, physiologie et nutrition, sans être pour cela un expert en aucune de ces matières. C'est beaucoup lui demander. Mais, avant tout, et en plus de ce bagage de connaissances fondamentales, il sera la personne capable de rassurer, de calmer un patient inquiet, souvent désespéré, et de lui offrir l'espoir et le soutien dont il a tant besoin. Il sera l'ami, le conseiller, le confident, l'homme qui sait écouter et donner des réponses à des questions souvent mal formulées, mais tout de même importantes de son malade. Enfin, pour lui donner toute sa valeur humaine, le médecin est le seul être à voir l'homme naître et à le voir mourir...

M. Léo Lajoie
ingénieur chimiste, écrivain

---

*Un humain avec ses qualités, ses défauts, sa sensibilité, ses limites. Le médecin doit être **perçu comme tel** par le patient.*

*Un **homme de science** et un **artiste** qui sait beaucoup de choses, mais qui ne sait pas tout. Il peut se tromper; d'où l'importance de savoir écouter afin d'en apprendre davantage.*

*Un **conseiller** en matière de santé:*

— promouvoir la santé;

— prévenir la maladie;

— traiter la maladie.

***Qualités** que devrait posséder tout médecin:*

*— **honnêteté** envers le patient et envers ses confrères, connaître ses limites;*

*— **respect** du malade et de **ses droits** faire passer le bien-être du patient avant tout;*

*— **Franchise** avec le malade, c'est-à-dire savoir admettre ses lacunes;*

*— **maximum** de connaissances.*

Dr Gilbert Cyr
obstétricien-gynécologue

Serviteur de son malade, peu importe qui il est, qu'il s'agisse du plus humble comme du plus prestigieux des citoyens de notre société, le médecin a pour devoir de tout mettre en œuvre pour lui rendre la santé ou, si cela s'avère impossible, de soulager au moins ses souffrances. Le cas échéant, le profit et la commodité du médecin doivent même être sacrifiés à ceux de son patient, car, en prononçant le serment d'Hippocrate, le docteur en médecine a juré de faire passer les intérêts du malade avant toute chose. Pour que ces relations entre médecin et patient donnent des résultats optimaux, elles doivent être basées sur la confiance mutuelle. Afin de créer cette confiance, le médecin, qui est l'interprète et le serviteur de cette médecine éminemment complexe, se doit d'expliquer à son patient, duquel il défend les intérêts face aux innombrables facettes dont la maladie peut se revêtir pour attaquer sa santé, le pour ou le contre des traitements ou interventions chirurgicales desquels il sera appelé, le cas échéant, à faire les frais, comme il se doit d'user également avec lui d'une fine investigation dans ses habitudes de vie, avant le prononcé de toute forme de diagnostic en regard des maux qui peuvent l'affliger. Enfin, comme il vaut mieux prévenir que guérir, le médecin a encore pour obligation de prodiguer à son patient des recommandations pertinentes sur le plan de la médecine préventive, ainsi que de le mettre en garde contre les charlatans auxquels il pourrait être tenté de faire appel, dans les cas où ces derniers lui font miroiter des remèdes miracles, là où la médecine moderne demeure impuissante à guérir ses maux. Trop souvent, le malade en détresse accorde à ces «beaux phraseurs» un savoir et des pouvoirs qu'ils ne possèdent pas, d'où l'obligation du médecin d'ostraciser ce charlatanisme partout où il joue impunément avec la vie de ses patients. Tel devrait être le magnifique idéal du médecin d'aujourd'hui.

Michel Brodeur
réalisateur TVA,
écrivain

Ma perception de la médecine des années 1990 est directement reliée à ma vision d'une femme dans la trentaine qui se spécialise en pédiatrie. Je vois mon rôle en prévention de plus en plus prédominant par rapport à mes activités «curatives». Je crois qu'en travaillant très fort on pourrait diminuer le nombre de situations très désagréables mais évitables telles que:

— *les intoxications;*

— *les enfants éjectés des automobiles lors d'accidents lorsqu'ils ne sont pas assis dans leur siège d'automobile;*

— *certaines maladies infectieuses en effectuant une vaccination plus massive;*

— *le contact pas assez adéquat entre la mère et le nouveau-né dans les premiers jours; en favorisant un meilleur rapport entre eux, cela augmenterait de beaucoup l'attachement de l'un envers l'autre.*

Je crois sincèrement qu'un pédiatre doit savoir écouter, encourager et dire souvent aux parents qu'ils ont à se faire confiance lorsqu'ils prennent des décisions. Pour soutenir ces propos, le pédiatre peut mentionner qu'aucun livre de recettes ne règle tous les problèmes et l'amour qu'ils portent à leurs enfants leur rapportera toujours des dividendes même s'ils croient avoir fait quelques erreurs.

Dr Anne Brodeur
pédiatre

Pour moi, un médecin, c'est quelqu'un qui sait écouter. C'est une personne qui prend le temps de nous parler. On doit avoir en lui une confiance inébranlable parce qu'on se montre à lui dans un état de vulnérabilité. On ne veut pas être jugé, mais être bien compris. Sa compétence ainsi que son côté humain font qu'on se réfère à lui en tant que spécialiste du corps humain. Bien que la science soit très avancée, il ne faut pas pour autant espérer de solutions miracles: le médecin n'est pas un dieu. Il est là pour servir nos intérêts au mieux de sa connaissance. D'après moi, il faut la vocation pour être un bon médecin.

M. J. Godin

Une ou un médecin, c'est, au quotidien, un artisan qui travaille avec des gens en souffrance, plus ou moins, évidemment quelque part dans leur être.

Aussi un homme de science, il est inévitablement dépassé, quelles que soient sa formation et son expérience, par l'explosion des connaissances et des technologies, tout comme par son insuffisance en pratique clinique.

Cette confrontation avec ses limites le pousse régulièrement à s'en remettre aux intuitions, à la créativité et à la sensibilité de l'artiste.

Cela l'oblige toujours, en tant que professionnel, à l'honnêteté et à la compassion: les derniers gages de l'intégrité des personnes qui le consultent et de son propre être, quoi qu'il arrive.

Dr Jacques Voyer
psychiatre

Medicus, de mederi...

Le médecin était le bon père de famille qui ne calculait pas son temps, son énergie pour donner le meilleur de ses connaissances à ses patients. Il était le confesseur, le médecin des âmes. Finie cette magie, elle n'existe plus, elle est devenue de la mesquinerie sans grandeur morale, sans noblesse: «Mais où est donc passée l'humanité du Grand Maître?»

Mme D. G.
secrétaire médicale

Pour moi, un médecin est un être bon et de cette qualité primordiale découlent toutes les suivantes.

Compréhensif, avec les plus démunis, avec ceux qui ont le plus de difficulté à communiquer et à comprendre un langage qui devient rapidement très spécialisé, sans oublier que ces situations engendrent souvent chez le patient de l'anxiété.

Empathique, sans excès mais toujours avec discrétion, chaleur et douceur.

Rassurant, dans notre société dite «performante», cette qualité semble de plus en plus mise à l'écart. Que de patients souffrent du manque d'explications sur leurs maux, leurs causes, leurs conséquences, leurs pronostics et leurs traitements en général.

Disponible, peut-être le point le plus difficile à assumer, en faisant tout en son possible pour être à l'écoute des besoins du patient malgré un système qui en limite forcément l'application.

Compétent, même si la science médicale évolue à un rythme très difficile à suivre pour chacun d'entre nous, tous nos efforts doivent être tentés (réunions scientifiques, formation médicale continue, cours intra-hospitaliers, etc.) pour faire de chacun de nous des dispensateurs d'une médecine humaine de haute qualité.

Dr Pierre Saint-Jacques
médecin généraliste

Il y a beaucoup d'aspects, dans la société québécoise, qui pourraient être abordés quant à ce sujet, car le médecin qui a le feu sacré s'épuise souvent face à la bureaucratie gouvernementale qui, malheureusement, laisse peu de place à l'aspect humain dans la pratique de la médecine. Et c'est dommage!

Un médecin dans les années 1990, c'est un individu qui a derrière lui les gouvernements, la technologie, la recherche scientifique, pour aider les gens à faire des choix à propos de leur santé.

Le médecin ne devrait pas avoir la responsabilité ultime de la santé d'une personne. Trop souvent les patients déversent dans le cabinet de consultation du médecin tous leurs problèmes de santé, dans l'espoir que ce dernier règle tout par une pilule miracle, sans qu'il ait à faire aucun effort.

Je pense sincèrement qu'en présence des médecins éducateurs et communicateurs, les gens vont reprendre en charge les choses actuelles du quotidien qui pourraient améliorer leur santé globale.

La population, l'économie et le système médical trop lourd se porteront mieux lorsque les gens auront adopté une discipline rigoureuse de maîtrise de soi.

Quant aux situations d'urgence, aux accidents, etc., il relève des médecins de voir au mieux-être des patients, car ils possèdent la technologie et les connaissances relatives à ces éventualités.

Mᵐᵉ S. Leblanc
consultante en santé
alternative

---

*Un médecin est un professionnel humain possédant **jugement** et **compétences**. Son rôle est, entre autres :*

— *d'enseigner aux individus et à la population les mesures à adopter pour conserver la santé ;*

— *de soigner et de soulager les individus souffrant de blessures ou de maladies et de leur permettre de recouvrer la santé si possible.*

*Ses **obligations** et ses **responsabilités** sont, entre autres :*

— *d'être à l'écoute des individus et de la population ;*

— *d'être au service des malades avec respect et discrétion ;*

— *de maintenir et d'améliorer sa compétence et ses connaissances ;*

— *de transmettre son savoir ;*

— *de contribuer à faire progresser l'état des connaissances dans son domaine.*

*Un médecin doit être **libre** et **autonome** afin de remplir son rôle et de s'acquitter de ses responsabilités.*

Dʳ Charles Bernard
généraliste

Chapitre 3

Le médecin en soi

Un grand médecin, le Dr William Osler, disait: «La maladie ne tient pas du hasard et la maladie ne s'installe pas chez une personne si le terrain n'est pas propice.» Pourquoi certaines personnes attrapent un microbe et d'autres pas du tout? Les facteurs qui peuvent expliquer pourquoi une personne est malade et l'autre ne l'est pas sont nombreux. Il est cependant important pour chacun d'être capable de se regarder dans le miroir et de faire sa propre analyse.

Le médecin peut faire son examen physique, suggérer des examens de laboratoire, faire un diagnostic, proposer un traitement ou offrir des conseils, mais il ne peut pas manger, dormir, penser, bouger, se motiver pour les autres. Une personne peut consulter les meilleurs spécialistes au monde, elle peut fréquenter les plus grandes cliniques du pays, mais que faire lorsqu'elle a perdu le goût de vivre? Que faire lorsqu'une personne refuse de s'aider? Que faire lorsqu'inconsciemment elle refuse de mettre en pratique les conseils de son médecin? Que faire lorsqu'elle a décidé de conserver ses habitudes destructrices? Il existe de plus en plus de preuves scientifiques, actuellement, qui témoignent que l'attitude d'un individu, sa façon de penser et son état d'âme peuvent être déterminants pour sa santé. D'ailleurs, la santé, ce n'est pas uniquement l'affaire des médecins, car tout être humain possède en lui des ressources qui lui permettent d'avoir une meilleure stabilité en ce qui concerne sa santé.

Certains spécialistes du stress disent que les meilleurs antidotes contre cet agent sont la prière, le recueillement ou la foi, alors que d'autres mentionnent que la famille et les amis sont indispensables pour que quelqu'un soit capable de composer avec le stress de tous les jours. Certaines études affirment qu'une bonne alimentation, l'exercice physique et le repos contribuent à un meilleur état de santé et de défense immunitaire.

Posséder des pouvoirs intérieurs ne veut pas dire ignorer sa santé pour autant, car la médecine (traditionnelle, de première ligne ou douce) a toujours sa place. Cependant, le but est d'utiliser ses ressources intérieures et d'être complice avec le médecin, afin de former un pacte en ce qui concerne sa santé.

Cela change, mais...

Je me souviens très bien, même s'il y a plus de 40 ans, ma mère qui est encore vivante était une femme qui, sans avoir étudié ou suivi des cours en diététique, connaissait très bien la bonne alimentation : pamplemousse avec germe de blé, le matin, gruau, pain de son, cretons à base de viande très maigre, six légumes par jour, etc. Depuis quelques années, alors qu'on avait quelque peu délaissé les vertus d'un bon équilibre alimentaire, on retourne à la base pour conseiller aux gens de mieux s'alimenter. Dans tous les secteurs et tous les domaines, il est question d'alimentation : cancer, allergie, prévention de la santé, rhumatologie, maladies diverses, de sport, etc. Partout, on parle des bienfaits de la bonne alimentation.

Qu'il s'agisse d'un rhume banal ou d'une chirurgie récente, on vous parle d'alimentation. Si l'alimentation prend autant d'importance, c'est qu'elle fait partie de la santé : elle en constitue la base. Encore là, on ne peut parler de la bonne forme physique, de la santé mentale et de la prévention sans parler des bienfaits de la bonne alimentation.

De plus en plus, on suggère aux gens de boire beaucoup d'eau, de consommer beaucoup de légumes et de fruits, de manger moins et mieux, de diminuer les graisses. **Partout, on parle de l'importance de bien s'alimenter.** On parle d'alimentation dans la prévention des maladies cardiovasculaires, dans la prévention de plusieurs cancers, chez les gens aux prises avec des problèmes intestinaux, chez ceux aux prises avec des problèmes d'arthrite, de diabète, d'allergie, et j'en passe.

Mais encore là, ce n'est rien de nouveau. Alors qu'on a pensé escamoter ou dévier les lois de la vie, dont celle de bien s'alimenter, on s'aperçoit qu'une alimentation déficiente ne fait que paver la route aux infections, à la vulnérabilité et aux maladies.

Le médecin ne peut pas suivre ses patients pas à pas pour leur dicter ce qu'ils doivent manger au déjeuner, au dîner et au souper. Ce sont les gens qui doivent faire des choix sains, ce sont eux qui doivent savoir si tel aliment est bon ou mauvais pour la santé. Pour cette raison, je dis que chacun est responsable et doit prendre sa santé en main. Le médecin peut diagnostiquer une infection et la traiter, mais qui fait en sorte qu'on puisse la prévenir, le médecin ou le patient? C'est ce qu'on appelle se responsabiliser au sujet de sa santé.

Apprendre à se connaître

Bossuet, prédicateur et écrivain français, écrivait: «La science la plus importante à l'être humain est celle de se connaître soi-même.» Cette notion est pourtant très simple, mais combien de gens dans la société peuvent se vanter de se connaître vraiment. **Apprendre à se connaître est peut-être la tâche humaine la plus difficile à réaliser sur cette terre.**

L'être humain dans sa grande sagesse fait parfois tout en son possible pour éviter cette grande responsabilité qui lui incombe et puisque c'est parfois le travail d'une vie, on préfère passer à côté. Prendre de la drogue, s'intoxiquer à l'alcool, travailler 20 heures par jour, faire du sport à outrance, devenir obsédé par un passe-temps, prendre des responsabilités outre mesure, s'occuper des autres, régler les problèmes des autres, bref, faire tout pour éviter de se regarder en face.

Se regarder dans le miroir demande du courage et une grande force intérieure. Encore là, se connaître fait partie intégrante de la santé, car le médecin ne connaît de son patient uniquement que ce que ce dernier veut bien lui apprendre et lui témoigner sur sa personne.

Qui de nous peut se vanter d'attacher autant d'importance à sa santé qu'il en attache à son travail, à sa voiture, à ses vêtements, à sa maison, à sa déclaration de revenus? **Si les gens mettaient autant d'importance à nourrir leur cerveau qu'ils en mettent à nourrir leur estomac, la société prendrait alors un aspect drôlement plus positif qu'actuellement.**

Se connaître, c'est savoir comment on réagit et comment on va réagir à tout ce qui nous touche de près ou de loin. Se connaître, c'est découvrir ses limites, ses forces, ses faiblesses, savoir ce que l'on veut, où l'on va, ce que l'on cherche, ce que l'on veut devenir, quelles sont ses priorités, ce que la vie et les autres, le travail, vivre, l'amour, signifient pour soi. Qui peut faire cela pour nous si on ne réussit pas à le faire? Le médecin, le psychologue, le psychiatre, le curé de la paroisse, les autres, la famille? Tous ces gens peuvent nous aider, nous orienter, nous supporter, nous éclairer, mais personne ne peut penser ou agir pour nous; personne ne peut deviner ce que l'on pense vraiment, personne ne peut choisir notre attitude ou nous motiver à notre insu.

Un individu est une histoire composée des facteurs a + b + c + d + e, c'est-à-dire son hérédité, ses expériences, son éducation, ses croyances, son évolution, et chaque facteur exerce une influence sur ce que l'on est, en tant qu'être humain. C'est ce qui fait la différence et c'est ce qui explique pourquoi une personne fait de l'urticaire lors des périodes de stress et qu'une autre se tourne vers l'alcool, alors que l'autre ne sera aucunement affectée par une situation difficile. .

Le travail ne relève pas du médecin uniquement, c'est à chacun de nous de se responsabiliser quant à la connaissance de nos forces et de nos faiblesses. Quelles sont les raisons pour lesquelles le mental ne peut supporter tel ou tel stress ou telle situation ou telle condition ? Quelles sont les raisons pour lesquelles le corps réagit très mal lorsqu'il y a une fatigue mentale importante chez un individu ? Pourquoi et sous quelles circonstances le corps envoie-t-il des symptômes aussi percutants ? Qui est en mesure de démontrer que le corps est en réaction aux traumatismes physiques et mentaux qu'on lui fait subir, nous ou le médecin ?

Un corps qui se plaint, c'est parce qu'il est mal ; il est en réaction à quelque chose, mais qui est mieux placé que nous pour le savoir ? C'est ce que l'on appelle «participer à sa santé» : se regarder dans le miroir, faire une introspection et découvrir ce qui alimente à la fois le physique et le mental.

Le médecin peut évaluer subjectivement la douleur, mais, il ne peut la ressentir. De la même manière, il ne peut pas toujours porter un jugement sur nos peurs et nos angoisses ni connaître les circonstances ou les événements qui nous stressent vraiment. Voilà ce qui s'appelle «se connaître» : savoir pourquoi le physique et le mental ne tournent pas rondement. Bien sûr, ce n'est pas facile, je l'ai mentionné au premier chapitre, mais c'est cela participer à sa santé : **Personne ne devient malade du jour au lendemain.** On voit un jeune homme de 45 ans mourir d'une crise cardiaque, on dit de lui : «Il est mort en santé, il n'avait jamais été malade.» Cependant, il travaillait en moyenne de 18 à 20 heures par jour. Rien à faire mourir quelqu'un, vous dites ?

Rien de nouveau

Au début des années 1950, le Dr Franz Alexander, psychiatre, publiait un ouvrage sur la médecine psychosomatique, démontrant le lien entre les émotions négatives et la maladie. Il a aussi établi un lien entre le comportement d'un individu et son potentiel à développer certaines maladies. Selon ses théories, une personne négative est plus enclin à développer certaines pathologies que la population en général. Mais le Dr Alexander n'est pas le seul à s'être penché sur ce problème. En effet, depuis des siècles, médecins, sociologues, hommes de science, psychologues et autres spécialistes ont accumulé des données fort intéressantes à ce sujet.

Depuis les deux dernières décennies, la science de la psycho-neuro-immunologie, en particulier, a permis d'apporter un peu plus de lumière à cette énigme. On comprend de plus en plus le rôle des émotions dans la maladie. Évidemment, il faut être prudent et **ne pas généraliser ni prétendre**, par exemple, que les personnalités hostiles développeront de l'hypertension artérielle ou que les gens introvertis auront nécessairement un cancer. Il serait très téméraire de catégoriser les gens ainsi, mais le monde médical doit se rendre à l'évidence : des traits de personnalité comme l'hostilité, la dépression, l'impatience, l'ennui, la rage, la culpabilité, la dépendance et le désespoir peuvent compromettre la santé d'un individu.

Quel type d'individu êtes-vous ?

Peut-on vraiment établir un profil de personnalité à la source de telle ou telle maladie ? Les cardiologues Friedman et Rosenman ont été vainement critiqués par leurs confrères cardiologues américains lors de la parution de leur ouvrage, *The Type A Behavior and Your Heart*, dans lequel le type A correspond à la personne agressive, hostile, tendue, toujours à la course. C'est le type de personne qui fait dix choses à la fois, parce qu'elle est compétitive et qu'elle veut gagner.

Tout récemment, le Dr Bernie Seigel, réputé chirurgien et cancérologue américain, publiait *Peace, Love and Healing*, un volume dans lequel il décrit le moule pouvant conduire un individu vers une maladie sérieuse. D'après lui, pour modifier son comportement et penser en termes de santé, il faut d'abord changer sa façon de penser et aussi changer son monde intérieur.

Toutes les personnes désireuses d'êtres aimées et souffrant de solitude, de tous ces gens sans défense, sans agressivité, presque dociles, développeront-elles nécessairement un cancer? On peut, bien sûr, établir un certain lien entre ces différentes hypothèses, mais cela demeure encore une fois une question sans réponse. Le Dr Caroline Thomas a établi, par des tests psychologiques, un lien étroit entre le manque d'amour des parents pour un enfant et l'apparition d'un cancer chez cet enfant à l'âge adulte.

Au Texas, le Dr Shekelle a suivi de près 2 000 travailleurs (des hommes) pendant plusieurs années pour en arriver à la conclusion suivante: les gens à tendance dépressive développeront deux fois plus de cancers que les autres groupes de travailleurs affichant une attitude différente. Pourquoi? D'après ses observations, les gens stressés, dépressifs ou souffrant de peur, d'anxiété ont un système immunitaire vulnérable et déficient, donc ils ont une résistance affaiblie.

L'inquiétude ronge

On dit souvent que la personne obsessive, perfectionniste, inquiète, dépressive, ou celle qui a peur de déplaire, qui s'effondre à la moindre critique et qui cherche l'assentiment des autres, développera plus facilement de l'arthrite rhumatoïde. Dans un même ordre d'idée, l'individu déprimé, sans motivation, qui souffre d'ennui et qui s'isole, ouvre les portes toutes grandes à diverses maladies.

D'après le Dr Alexander, la personne qui est continuellement sur un pied d'alerte, qui se sent attaquée, menacée et inférieure, qui proteste toujours et qui est menée par la peur et la culpabilité peut développer de l'hypertension artérielle, de l'asthme ou toute autre maladie. I va même, ce médecin, jusqu'à dire que le drogué du travail, l'impatient, l'enragé, l'ambitieux à outrance, celui qui manque toujours de temps, peut, avec les années, progressivement s'orienter vers le développement d'une maladie cardiovasculaire.

Par ailleurs, des études en gastro-entérologie démontrent que 10 p. 100 de la population souffre du syndrome du côlon irritable. Les coupables: le stress et l'inquiétude. En fait, ces gens s'en font pour tout et pour rien, s'inquiètent des autres, sont stressés et composent difficilement avec les éléments stresseurs de la vie. On devrait se demander: «S'il me restait seulement six mois à vivre, qu'est-ce que j'aimerais faire? Qu'est-ce que je changerais?»

Le profil des gens en santé

D'après les chercheurs, les gens en santé savent exprimer leurs idées et leurs émotions. Ces gens ont développé une bonne image d'eux-mêmes et se sentent bien dans leur peau. Ils ont de plus, et ce dans la mesure du possible, un contrôle sur leur vie. Ces individus se connaissent, ne paniquent pas à rien et ne s'évertuent pas à vouloir mener la vie des autres. Ils n'envient pas et ne jalousent pas; ils s'informent, observent, lisent, apprennent, ne jugent pas et, chaque jour, ils apprennent à aimer un peu plus; chaque jour, ils s'acharnent à développer une belle philosophie de vie.

Nul n'a besoin de faire de longues études en psychologie ou en médecine pour constater que les gens heureux sont moins souvent malades que la population en général. Malheureusement, sans vouloir être pessimiste, je dirais que le pourcentage d'individus en santé est assez faible.

«Je vous ai écouté longtemps, j'aime vos conseils, je note tout ce que vous dites, je lis vos chroniques...» Ce sont là quelques-uns des commentaires, fort gentils, que les gens me font lorsque je parle avec eux. J'ajoute toujours ma petite remarque désobligeante, mais jamais méchante, en leur disant qu'écouter, aimer, noter, lire est une chose, et que mettre ces conseils en pratique en est une autre. Je dois avouer que beaucoup d'individus font des efforts louables pour se prendre en main et que leur désir de changer des choses n'a jamais été aussi évident. Ceux qui veulent évoluer n'ont pas peur d'utiliser toutes les ressources à leur disposition.

Si je n'étais pas convaincu de mon savoir et de mon expérience, je ne ferais pas ce que je fais comme profession. Ma philosophie est basée sur la prévention, sur l'art de conserver sa santé mentale et physique et sur l'art de se sentir bien dans sa peau. La seule façon de développer cette philosophie est d'alimenter jour après jour son désir de changer des choses et de regrouper dans une même recette, une même molécule, les ingrédients nécessaires pour atteindre ce bien-être et cet équilibre. Les gens en santé sont des adeptes de cette molécule, dite «molécule santé», constituée si simplement mais si difficilement mise en pratique.

Le fait le plus extraordinaire avec cette molécule est que **plus on connaît chacune de ses composantes et qu'on y adhère, plus on s'améliore.** L'effort de celui ou celle qui persévère est toujours récompensé. Le succès dans ce domaine se bâtit par l'amour de soi, la confiance, la fierté personnelle, la persévérance, la motivation, le courage, la discipline et le désir de grandir. Chaque atome (ou ingrédient) constituant la **molécule santé** (une recette) est important et l'énergie qu'il contient contribue à générer un meilleur état de santé.

Les composantes de la molécule santé

Les différentes composantes (atomes) de la molécule santé sont indissociables; chacune d'elles contribue à une meilleure santé; unies, elles font des merveilles. De plus, chaque individu possède en lui le potentiel de développer à fond les innombrables bienfaits contenus dans chaque composante (atome).

La molécule santé

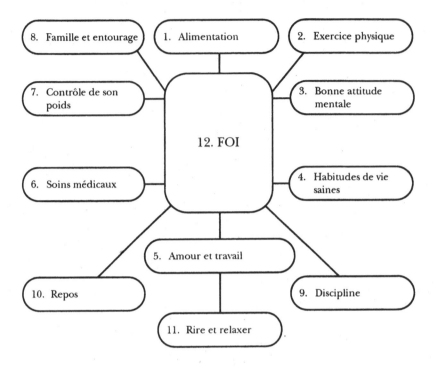

1. Alimentation

Une alimentation équilibrée fait partie intégrante de cette nouvelle école de pensée. Les légumes et les fruits prennent la vedette, accompagnés des hydrates de carbone (pâtes alimentaires, céréales de blé, riz) et des aliments très faibles en gras saturés. **L'alimentation est la base de la vie** au même titre que l'oxygène que l'on respire.

Grace Gassette, auteure du volume *La santé mentale, physique et spirituelle*, écrivait: «Pense mal, mange mal, et prends mal la vie, tu vas être malade.» Mon père de 95 ans (encore vivant au moment où j'écris ce livre) a toujours mangé de tout, en petite quantité, sans abus, mais en prenant toujours soin de bien mastiquer sa nourriture et de prendre le temps de manger et de bien digérer. Il préfère ne pas manger plutôt que de manger à la hâte ou de manger pour manger.

2. Exercice physique

L'exercice physique est une nécessité. Le corps doit bouger, il a besoin de se mouvoir autrement que dans la routine quotidienne.

Un corps en forme contribue à une meilleure performance de tous les organes.

Un corps en forme n'aime pas les abus; il recherche le meilleur, il ne se contente pas de la médiocrité. L'exercice physique provoque ce sentiment d'être bien dans sa peau au point de stimuler la fierté humaine.

Un corps en forme commande au mental d'aller chercher ce qu'il y a de mieux et de dire *NON* à tout ce qui pourrait nuire à sa performance. Il n'aime pas être poussé à bout, mais il n'aime pas pour autant qu'on le néglige en ne faisant aucun exercice.

Peu importe l'âge, le corps a besoin de marcher, de courir, de bouger, de s'activer, de se régénérer par des exercices physiques réguliers.

Peu importe l'exercice, l'important est de s'y plaire et d'y croire, mais avant tout d'éviter une ankylose prématurée de son système musculo-squelettique.

3. Bonne attitude mentale

Une bonne attitude mentale constitue un des éléments majeurs qui permet à chaque composante (atome ou ingrédient) de jouer son rôle au sein de cette recette et de cette nouvelle philosophie.

Sans attitude mentale positive, on ne peut grandir et on ne peut pas avoir un but utile dans la vie. Chapeautée par une forte estime de soi, une tranquillité intérieure et une joie de vivre, cette force est une porte de sortie, une lumière au bout du tunnel, une réponse à ses problèmes.

Celui ou celle qui possède une attitude positive se donne le moyen de faire des choix judicieux, de traverser des épreuves difficiles, de trouver des solutions là où un soupçon de négatif ferait avorter toute démarche essen-

tielle à la réalisation d'un rêve. Toute attitude contraire (négative) ne peut que nous faire stagner ou régresser. J'aurai l'occasion de revenir sur cet aspect dans des chapitres ultérieurs.

4. Habitudes de vie saines

On accuse le stress à tort et à travers, on le responsabilise pour bien des maux et des problèmes de toutes sortes, sauf qu'en clinique j'ai appris différemment des patients. Dans bien des situations (maladies, problèmes, autres), le stress n'est pas le grand coupable; moi, je vous dis que ce sont plutôt les habitudes de vie qui nuisent aux gens: le manque de sommeil et de repos, la vitesse, la course, la cigarette, l'alcool, les drogues, les mauvaises habitudes comme la haine, la jalousie et l'hostilité. Toutes ces habitudes ne prédisposent-elles pas aux maladies dites modernes (diabète, maladies cardiaques, MTS, etc.) et à d'autres maladies non moins sérieuses (épuisement, dépression, grippe, ulcère, etc.)?

On blâme le stress, alors que les gens manquent de calme et de tranquillité: on manque de temps pour respirer, dormir, manger, s'arrêter. Or, est-ce uniquement le stress qui atteint les gens ou est-ce les mauvaises habitudes?

5. Amour et travail

Selon Freud, les deux choses les plus importantes dans la vie sont **l'amour et le travail.** Les deux sont indissociables. Avec ces deux composantes vitales, on vit, sans elles, on meurt. L'amour n'est pas de l'obéissance, une obligation, une morale, une passe; elle n'a pas de frontières ni de barrières. L'amour représente la clef de la vie, c'est elle qui ouvre les cœurs à la liberté. L'amour exige de la profondeur, du partage et une réflexion sur soi-même. **L'amour constitue la base de l'oubli de soi et le sommet de la découverte de la vie d'autrui.** Sans amour, rien ne se fait, rien ne s'accomplit. **Qu'est-ce que l'amour si ce n'est pas le respect de soi, des autres et de la vie?**

Seul l'amour peut tout réaliser par lui-même. Sa plus grande qualité est de ne pas entraver la liberté de choix des autres. L'amour ne s'impose pas, ne s'achète pas, ne se marchande pas. Celui qui n'a pas d'amour demeure prisonnier de la vie, il ne fait qu'exister. On est tous d'accord pour dire que l'amour peut rendre vulnérable, mais il permet de devenir plus fort par rapport à soi-même. **L'ambition n'est qu'une illusion de l'esprit; l'envie, un mirage de la matière; l'égoïsme, un désert en soi; l'amour, la seule oasis de toute vie.**

Qu'est-ce que le travail si ce n'est pas l'outil qui nous est donné de remplir une mission, car le travail n'est-il pas une mission? **Le travail mène à l'accomplissement de toute une société; l'amour qu'on donne à le faire, à l'accomplissement de soi-même.**

Peut-on imaginer une vie sans travail? Rien ne s'obtient dans la vie sans effort et sans travail; sans travail pour exploiter ses potentiels, pour les mettre en œuvre, on se rend nulle part. J'aime beaucoup l'expression qui dit que **qui est heureux dans son travail l'est aussi dans son foyer.** Malheureusement de nos jours, peu de gens chantent au travail, car on le voit comme une obligation et non comme une mission. Le travail crée la compétence, stimule la créativité et fait fructifier les talents.

On peut apprendre à aimer au même titre qu'on apprend à mettre du cœur dans son travail. **Le travail, c'est la santé et ne rien faire, c'est la ruine.**

6. Soins médicaux

Il va de soi que les médecins et tous les gens qui travaillent de près ou de loin dans le domaine médical sont indispensables. Là n'est pas la question. Les questions que chacun de nous doit se poser sont:

- Que puis-je faire pour ma santé?

- Que puis-je faire, moi, pour contribuer à ce que mon état de santé soit supérieur?

La santé et les soins médicaux ne se résument pas uniquement aux examens, aux tests sanguins, aux examens radiologiques, aux rapports de laboratoire. Les gens doivent:

- faire des efforts afin de contribuer à leur état de santé;
- se faire complices du médecin;
- participer aux traitements;
- savoir comment leur corps fonctionne;
- surtout savoir et apprendre à bien le nourrir mentalement et physiquement.

Le patient doit lui aussi consacrer temps et efforts afin de jouir d'un mieux-être.

- **Que puis-je faire pour m'aider?**
- **Que puis-je faire pour m'améliorer?**
- **Que puis-je faire pour mieux me sentir dans ma peau?**

Attention, le médecin ne peut pas tout faire seul. Chacun doit participer à sa santé.

7. Contrôle de son poids

Nous sommes à l'heure des diètes et des recettes miracles. Pourquoi? On mange trop et mal. On obtient ainsi comme résultat un surplus de poids, rien de plus, rien de moins. Tout ce qui goûte bon et qui réjouit le palais n'est pas nécessairement bon pour la santé. Il n'est pas question de ridiculiser ou de critiquer les gens obèses ou ceux qui souffrent d'embonpoint. La réalité est que **un surplus de poids = des problèmes de santé.**

Le surplus de poids est un facteur de bien des maladies: hypertension artérielle, diabète, cancer, arthrite, maladies cardiovasculaires, etc. Il ne s'agit pas de parler pour parler lorsqu'on conseille aux gens de maintenir un poids le plus près de la normale possible. Les individus tendus, stressés et nerveux ont tendance à manger beaucoup: c'est une forme de compensation. Le point qui me désole le plus est de constater que les gens (jeunes comme âgés) se soucient peu de leurs choix alimentaires. L'éveil se fait lentement et le pourcentage de ceux qui répondent positivement à cet éveil est encore trop faible.

Les gens se rendent malades en mangeant mal:

- ils mangent rapidement;
- ils mangent pour manger;
- ils mangent par obligation;
- ils mangent pour se garder en vie;
- ils mangent sans se préoccuper des conséquences physiques et mentales que procure une pauvre alimentation.

Une alimentation saine et un poids équilibré ne sont pas garants d'une santé parfaite, mais du moins, ils contribuent à mettre les chances de leur côté.

8. Famille et entourage

Depuis des siècles, des sages, des philosophes, des scientifiques ont affirmé que la famille est le moteur de la société et que, tant que va la famille, la société va. Le Dr Ken Pelletier, aux États-Unis, affirme que la famille demeure l'antidote par excellence contre le stress. Depuis l'avènement des divorces et des séparations, on peut constater, en clinique, les torts physiques et psychologiques irréparables chez les gens qu'entraîne l'éclatement des familles.

Une famille en santé = une société en santé.

Puisqu'on vit en société, il est impératif de s'adapter et d'accepter les autres. On ne peut changer personne et les autres ne peuvent, par conséquent, nous changer.

Il est impossible de vivre et d'évoluer en jalousant, en enviant et en haïssant les autres. Il y a une expression qui dit: «L'amour nourrit le cœur et la haine assèche les os.» Voilà l'importance d'apprendre à aimer au lieu de haïr. Ce qu'on déteste chez les autres est souvent ce que l'on déteste chez soi. Il faudrait peut-être connaître une personne avant de la critiquer et de la juger.

9. Discipline

Apprendre à monter une marche à la fois, afin de s'améliorer; développer une honnêteté envers soi-même et les autres. Le principe est d'acquérir une petite victoire tous les jours, de s'améliorer sans cesse et d'aider les autres à s'améliorer.

D'une part, la discipline n'aime pas la médiocrité, ni l'injustice, ni les fourberies; elle n'aime pas non plus la paresse, la peur, l'insécurité et la pauvre image de soi. D'autre part, la discipline va de pair avec la patience, les habitudes saines: elle recherche la paix intérieure, le calme et la sérénité. «Il appartient à chaque être de montrer clairement aux autres les règles de vie qu'il tient à les voir appliquer à son égard.» C'est par la discipline qu'on obtient ce principe.

Si l'irresponsabilité est tellement omniprésente de nos jours, c'est que la responsabilité n'est nulle part; si la responsabilité n'est nulle part, c'est que les gens ne sont pas capables de se discipliner eux-mêmes.

10. Repos

Malheureusement, les gens ignorent que dans le repos se trouve la solution à bien des maux. On ne peut trop insister sur l'importance de savoir s'arrêter pour penser, se calmer et récupérer ses énergies physiques et mentales. Les individus courent sans arrêt, ils sont à la recherche du succès; or, au même titre qu'il n'existe aucune évolution sans changement, il n'existe aucune inspiration sans repos.

Une personne fatiguée a de la difficulté à penser normalement, elle a de la difficulté à s'orienter et à prendre des décisions sages. Or, on vit dans une société où les gens courent du matin au soir; ils veulent tout faire et tout avoir alors qu'ils n'ont pas le temps de s'arrêter, pour se reposer et s'éloigner de ce courant infernal qui est omniprésent.

Une personne ne peut fonctionner et travailler normalement si elle n'a pas ses heures de repos requises, sans parler des gens qui doivent se calmer ou s'endormir à l'aide de la drogue, de l'alcool ou des médicaments.

Encore un fois,
je dis que le repos est le traitement à bien des maux.

Le repos est au cerveau, ce que l'exercice est au cœur.

11. Rire et relaxer

Dans une société où il semble ne plus y avoir rien de drôle, les gens ont de moins en moins le goût de rire. Pourtant, on ne cesse de proclamer que: «**Le rire c'est la santé.**» On parle de pénurie dans beaucoup de secteurs de nos jours, mais il me semble que le rire ne fait pas exception. C'est tellement vrai qu'on a réinventé, dans les dernières années, la thérapie par le rire. Pourquoi? La vie n'est pas drôle? On se prend au sérieux? La misère côtoie les gens de trop près? Les gens sont trop tendus? Il est prouvé, cependant, que le rire stimule le système immunitaire et provoque une forme de détente intérieure. Le rire fait partie du bonheur et les personnes qui rient ensemble n'ont pas le courage de se faire la guerre. Le plus important n'est pas de rire des autres, mais d'apprendre à rire de soi. De prendre la vie au sérieux est excellent, mais apprendre à rire de soi est encore mieux. **Le rire est fantastique: il suffit de savoir l'utiliser pour se faire des amis et pour rétablir la paix avec ses ennemis.**

Les gens ont tendance à confondre les termes «loisirs» et «relaxation». «Relaxation» ne veut pas dire «passe-temps». Les individus aujourd'hui souffrent de surmenage nerveux et musculaire. Cet état de nervosité est souvent secondaire des agitations de la vie moderne, des efforts déployés pour composer avec les stress de tous les jours et du désir de vouloir s'ajuster aux complications. Selon le Dr Edmund Jacobson, la relaxation est l'absence complète de tout mouvement. **Quand les muscles sont en** état de relaxation complète, les nerfs qui y mènent ou qui en viennent ne transmettent aucun message.

Relaxer = ne rien faire.

Les gens doivent apprendre à s'arrêter pour se calmer, penser, respirer, refaire leur intérieur, rétablir les priorités, s'orienter, c'est-à-dire apprendre à mieux vivre et gérer sa vie. Relaxer, c'est s'arrêter pour refaire ses énergies, ses forces physiques et mentales.

12. Foi

La foi est la pierre angulaire de cette **molécule santé**, car c'est elle qui enseigne le respect, l'amour, la charité et l'espoir. Ne se résume-t-elle pas à: «**Aimez-vous les uns les autres.**»

La foi alimente, chaque jour, le désir de vivre. Sans elle, comment peut-on rendre positives nos actions? Elle enflamme nos actions en consumant nos doutes. **Un compliment, un encouragement et un sourire sont en ordre d'importance les trois meilleurs outils de la foi, l'espérance et la charité.**

Elle est le plus fidèle compagnon qui soit. Là où elle habite, le doute et le désespoir n'existent pas; elle alimente le désir de vivre et de grandir. J'irais même jusqu'à dire que c'est elle qui alimente le désir de **vivre en santé**.

Le découragement, le désespoir et les malheurs n'existent pas là où cette foi grandiose domine, car n'est-elle pas le reflet de la confiance en soi?

La meilleure façon de ne pas se tromper consiste à agir selon sa foi intérieure, car nul ne pourra se reprocher d'avoir été lui-même.

Par elle, l'humain réussit à se dépasser, à faire de grandes choses, à sortir de l'ordinaire et à vaincre la médiocrité.

La foi alimente le sourire, car celui-ci est indispensable à la santé et, de plus, il aide à obtenir un climat social plus plaisant tout en amenant la détente.

Sans la foi, l'homme ne peut parvenir à la santé physique et mentale.

C'est seulement grâce à elle que l'être humain pourra acquérir un mode de vie qui lui permettra de se contrôler par lui-même.

C'est dans la foi, le courage et la justice que résident le désir et la volonté d'aider ses semblables.

Chapitre 4

L'attente

Depuis les débuts de ma pratique, le point qui me surprend le plus est l'esprit d'attente inhérent à tant de personnes qui consultent les médecins. Depuis une bonne vingtaine d'années, je me demande pourquoi on met et on se donne autant de temps pour renoncer à la stagnation, à l'énergie négative, à la médiocrité, à la santé physique et mentale chancelante, bref, à cette zone grise de la santé.

Lorsque je parle de l'attente, je ne pense ni à la patience ni à la tolérance. Je pense plutôt au temps que les gens mettent à attendre pour changer des choses dans leur vie, c'est-à-dire pour choisir une meilleure philosophie de vie et une meilleure qualité de vie ainsi que pour changer leur alimentation, leur façon de voir les choses, leur façon de penser, etc.

Je me pose souvent cette question: pourquoi une maladie, une catastrophe ou un incident particulier devient le réveille-matin de beaucoup de gens? Malheureusement, il arrive trop souvent que le réveille-matin sonne trop tard simplement parce qu'on a remis à demain ce qu'on devait faire aujourd'hui. On s'est dit que le temps ferait bien les choses. Je préfère de beaucoup l'expression qui dit: «Bats le fer pendant qu'il est encore chaud, demain est une autre journée et peut-être sera-t-il trop tard.»

Les gens, de la nouvelle société ou de la société moderne, ont développé par inadvertance une nouvelle maladie. Tout comme le stress, cette maladie est sournoise, manipulatrice et vindicative. Lorsqu'elle atteint le seuil de la chronicité, elle peut causer des lésions sévères tout en laissant des séquelles irréparables tant sur les plans émotionnel, mental, physique que social.

Je ne sais ce que les gens craignent vraiment (peur de tout et de rien finalement), mais je crois réellement que la peur est à l'origine de cette grave maladie. Je compare cette crainte à un obstacle infranchissable ou à une immense porte verrouillée dont chacun de nous est responsable de trouver la clé.

Cette peur est comme un brouillard qui nous empêche de circuler normalement, il nous guide vers la facilité, l'instantané, le superficiel. Tous ces ingrédients ont un point commun: ils ne mènent à rien. Tant et aussi longtemps que ce brouillard persiste, le petit radar intérieur que l'on appelle communément «la petite voix intérieure» demeure sur l'indicatif **attente**.

Avec le temps, cette maladie se dissémine dans tous les champs d'action d'un individu. Elle est basée sur la loi du moindre effort. Il n'est aucunement question ici de parler de mauvaise volonté ou de refus de vouloir changer des choses, mais je l'ai déjà mentionné, la peur semble être l'élément majeur qui inhibe le courage, la force, le désir et l'énergie. Cette émotion empêche les gens de se voir comme ils sont. Peu d'individus ont le courage d'affronter cette maladie. On se crée, au fil du temps, un habitat érigé sur un sable mouvant où parfois un simple geste, une action concrète, un léger effort aurait suffit pour produire un changement positif radical.

Entre-temps, beaucoup de personnes préfèrent vivre dans l'attente, mais en tant que médecin, je me dis tout bonnement que **si les gens n'obtiennent aucune réponse à leurs attentes, qu'attendent-ils donc pour se remettre en question?** Il existe une réflexion qui dit: «C'est dans les attentes prolongées que meurent le plus sûrement les amitiés; or, si le temps renforce l'amitié, l'attente elle peut la diluer.» Il en est de même pour la santé physique et mentale. Si on attend trop longtemps pour agir et prévenir, la santé peut facilement nous fausser compagnie. **Mais, beaucoup de gens préfèrent attendre.**

On attend pour :

- changer des choses ;
- découvrir qui on est ;
- comprendre, apprendre, évoluer ;
- faire de sa vie une mission ;
- changer ses mauvaises habitudes ;
- pour changer sa façon de penser ;
- passer de la pensée négative à la pensée positive ;
- aider les autres ;
- changer son alimentation ;
- se mettre en bonne forme physique ;
- se prendre en main ;
- dire non à tout ce qui peut nuire à sa santé ;
- cesser de boire, de fumer, de consommer des drogues ;
- renoncer aux choses négatives ;
- dire oui aux principes qui favorisent une meilleure évolution ;
- faire une introspection, pour regarder ce qui se passe à l'intérieur de soi ;
- apprendre à s'aimer et à aimer les autres ;
- relâcher et recommencer à neuf ;
- faire de efforts valables ;
- exprimer ses émotions.

On attend que :

- les autres changent ;
- les autres bougent ;
- les autres prennent nos responsabilités ;

- les autres nous découvrent;
- les autres fassent notre bonheur, nous fassent rire;
- les gouvernements nous redonnent l'espoir;
- le médecin nous guérisse;
- les médicaments agissent;
- les autres fassent le premier pas;
- les autres changent leurs attitudes;
- les autres nous viennent en aide;
- les autres le fassent pour nous.

On attend:

- d'être heureux;
- de gagner le million;
- de prendre sa retraite;
- d'avoir du temps et de l'argent;
- à demain, à l'an prochain;
- on attend, on attend, on attend;
- **de peur de découvrir des choses, de peur de...**

La société actuelle de consommation nous incite beaucoup plus à prendre qu'à donner. Elle nous encourage à faire le moins d'efforts possibles pour arriver à ses fins même si l'on doit ignorer la faim des autres.

On embarque facilement dans un modèle (*pattern*) de société où chacun y puise ce qu'il veut, même si cela ne correspond aucunement à son propre idéal. On se laisse bercer par des rêves, des fausses illusions, croyant que ceux-ci nous apporteront confort et bonheur. Cette dépendance envers la société va, par surcroît, créer un environnement paresseux, dicté par les médias, les journaux, les tribunes, les vendeurs de miracles. **N'attendez pas pour acheter, mais attendez pour agir positivement, bouger et évoluer.** De tels messages sont omniprésents dans notre vie de tous les jours et ils créent ainsi une sécurité émotionnelle superficielle.

Un fait des plus troublants est qu'on justifie cette sécurité émotionnelle superficielle en accusant ou en blâmant les autres (le gouvernement, le travail, la famille, les parents ou le voisin) du manque à gagner et de la déficience en outils ou en moyens nécessaires pour arriver à son but, ou encore à réaliser ses rêves. Cette panoplie de messages véhiculés, en plus de créer une fausse sécurité, fait rêver les gens, et ce, sans efforts. De là est née «**la maladie de l'attente**» ou «**l'attendite**». De cette maladie proviennent les symptômes suivants: l'inertie, la frustration, la colère, l'intolérance, la pauvre estime de soi, la déprime, les maladies émotionnelles; le tout dégénère, plus souvent qu'autrement, en catastrophe physique ou mentale.

RÉSUMÉ   SOCIÉTÉ ACTUELLE
↓
Messages subtils, illusions et rêves
↓
Faire le moins d'efforts possible
↓
Prendre ce qu'il nous faut
↓
Donner le moins possible
↓
Penser à son confort et à sa personne
↓
La dépendance est créée
↓
RÉSULTAT   **ENVIRONNEMENT PARESSEUX**
↓
MESSAGE   **CONTINUER D'ATTENDRE**
↓
MALADIE: «L'ATTENDITE»

Qui blâmer?

La vraie cause de la maladie n'est peut-être pas la société. Naturellement, il est facile de blâmer les autres et la société, mais où se cache la vraie cause de «l'attendite»? Comme dans toute autre maladie, le plus difficile, mais le plus important, est d'en trouver la cause. De là, l'importance pour chacun de s'observer dans un miroir et de faire son propre examen de conscience afin de bien se conscientiser. Il est plus facile de blâmer que d'apprendre, sans se culpabiliser, à regarder profondément à l'intérieur de soi et non en surface.

Un face à face avec soi-même, dans un miroir, peut faire ressurgir des souvenirs profonds, des expériences, oubliées, même des vérités cachées; se regarder, se découvrir soi-même, c'est ouvrir la porte du moi intérieur que les expériences passées, les vieilles habitudes, les peurs cachées, les problèmes et les temps ont fermée.

Cette petite porte intérieure s'est souvent refermée pour mille et une raisons. Il en revient à chacun de nous de faire son bilan intérieur pour y trouver les vraies causes. La découverte de soi fait simplement ouvrir cette porte pour découvrir ce qui meuble l'intérieur.

On vit dans le siècle de la vitesse: tout est urgent de nos jours. On constate même que la vitesse fait des milliers de morts sur nos routes chaque année, mais à l'instar de cet exemple, la vitesse qui habite chaque être humain est aussi responsable de la destruction des potentiels intérieurs. Puisque le corps humain est parfaitement constitué, il possède aussi un petit radar intérieur qui nous permet de nous orienter. Il nous guide, ce petit radar, il nous dit quoi faire, quand ralentir, quand foncer, quand arrêter, il est là pour notre épanouissement, notre évolution personnelle.

Ce radar nous fait donc sortir de notre coquille. Malheureusement, il est parfois brouillé, désorienté par les ondes de la peur qui nous amènent vers un état de doute profond. Un fort pourcentage de gens passent les trois quarts de leur vie à douter de tout. Alors, ce doute nous répète sans cesse: «**Attendez, ce n'est pas important; cela n'en vaut pas la peine; cela va s'arranger. ATTENDEZ.**»

Comme le dit si bien la chanson, on se laisse bercer, on se crée son propre ermitage émotionnel, tout en évitant de regarder les choses en face. Or, on préfère copier l'autre sous prétexte que le voisin ou même la société possède la solution miracle. Tout en étant bien assis, entouré d'un brouillard de paresse, on vit en attente et on laisse valser son esprit sur le rythme des rêves impossibles, des faux espoirs et des solutions miracles. Bravo! On a, malgré bien des difficultés, réussi à ériger son petit château imaginaire. On est parvenu à faire fi de la réalité tout en se créant une illusion de bonheur. Mais en vivant dans l'illusion, on laisse peut-être passer le vrai bonheur?

Les dernières années nous ont laissé la fausse impression que la vie était un jeu, un jeu de matériel, d'argent, de luxe; ainsi, face à l'épreuve, on se sent démuni, aucunement préparé, ni entraîné, ni assez solide pour se tenir debout. Le plus facile encore, on attend ou encore mieux, on blâme les autres, la société, le bon Dieu, les parents, etc. **Maintenant, c'est la révolte.** La tension est si grande, le stress si sévère qu'on ne sait vraiment pas ce qui peut arriver... Certains se font violence, d'autres violentent les autres, mais beaucoup se disent: «**Bouaf**, attendons!»

Tout ce préambule pour vous dire qu'il faut se prendre en main, il faut laisser tomber la peur et agir. On a toujours l'impression que le bonheur est pour les autres, que les solutions sont pour les autres, que les possibilités sont pour les autres, lorsque bien souvent la réponse est tout juste là, prête à faire surface. Mais on préfère regarder ailleurs ou ne rien voir. On vise haut, on recherche les grandes choses, alors que l'extraordinaire commence par la simplicité des petites victoires.

Il n'est donc pas nécessaire d'accomplir ou de réaliser de grands chefs-d'œuvre pour créer des changements positifs. Même si on réalise des choses et qu'elles ne sont pas parfaites, au moins, on a la satisfaction d'avoir essayé.

SE PRENDRE EN MAIN

↓

MOTIVATION (CRÉE UN DÉSIR)

↓

PETITES VICTOIRES PERSONNELLES

↓

DÉTERMINATION ET COURAGE

↓

VOUS AGISSEZ – VOUS N'ATTENDEZ PLUS

↓

VOUS ÊTES CAPABLE DE CHANGER DES CHOSES

Chaque geste positif que l'on pose, chaque pensée positive qui traverse son cerveau, chaque parole prononcée de façon affirmative, chaque conseil utilisé pour son bien-être, et celui des autres, contribuent indubitablement à un épanouissement personnel et nous guident vers un état de conscience supérieur. On appelle cela «dépasser la médio-crité»: passer du stade de la passivité à celui de l'activité positive.

Chaque petite victoire personnelle remportée est un pas de plus vers une meilleure estime de soi; elle nous permet de franchir les barrières du doute et du désespoir. Cette petite victoire nous permet de prendre notre place.

On reproche souvent à la société actuelle d'avoir per-du ses vraies valeurs qui, en principe, devraient être basées sur le respect, l'amour, la compréhension, le partage, alors que la majorité des gens ont bâti leur évolution sur l'indi-vidualité, le pouvoir et l'argent, tout en attendant que les autres se réveillent ou qu'ils fassent les premiers pas. Beau-coup d'individus, par contre, sont passés maîtres dans l'art de profiter des autres. Ils veulent tout faire, tout avoir et profiter de tout sans jamais lever le petit doigt, ou même faire le premier pas. Drôle de monde!

Il est facile de fermer les volets de la réalité et de s'endormir au gré de la médiocrité. Une fois ce sommeil installé, c'est la léthargie. On a fermé la porte à l'imagination, aux vrais rêves, aux sens qui nous permettent de connaître, d'apprendre et d'en savoir davantage sur la vie. Fermer la porte à la vie, à l'évolution, est un choix. Ce sont souvent les épreuves de la vie, des épreuves douloureuses, qui rendent le sommeil tellement profond qu'il est impossible de réaliser que la vie, la nature, les événements sont venus nous secouer pour nous permettre de voir ce qui se passe vraiment.

Dans l'attente, celle qui freine notre évolution, il n'y a pas de place pour la confiance, le positif, la créativité et le désir de grandir. Sous prétexte que la vie est injuste, qu'elle fait parfois très mal, qu'elle ne nous donne pas ce qu'on mérite, on attend tellement d'elle qu'on finit par s'apitoyer sur son propre sort. Plus on attend pour chan-

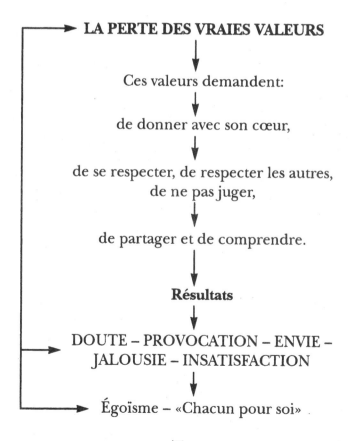

LA PERTE DES VRAIES VALEURS

↓

Ces valeurs demandent:

↓

de donner avec son cœur,

↓

de se respecter, de respecter les autres,
de ne pas juger,

↓

de partager et de comprendre.

↓

Résultats

↓

DOUTE – PROVOCATION – ENVIE –
JALOUSIE – INSATISFACTION

↓

Égoïsme – «Chacun pour soi»

ger des choses, plus le fossé s'élargit et s'approfondit. C'est à juste titre qu'on doit se poser la question: **Qui ou quoi est responsable de ce fossé? Est-ce que ce sont les souffrances ou l'attente de passer à l'action?**

Il est normal de vivre sa peine, son deuil ou son problème, mais de ne pas bouger, de ne rien faire pour s'aider ou de ne pas agir, c'est inacceptable. Qui est responsable de prendre une décision et de dire: «**Assez, c'est assez, il faut agir?**»

Pourtant, tous les moyens sont là pour s'en sortir. Mais pourquoi faire l'effort? On le sait, mais on n'ose pas: la peur nous empêche de faire un pas de plus pour changer des choses. On préfère attendre et pendant ce temps, le temps passe, la vie passe et... On attend parce que le passé a été douloureux, pénible: on développe à la longue le **syndrome** du «je n'ai pas». «Je n'ai pas été chanceux, je n'ai pas été gâté, je n'ai pas été aimé, je n'ai pas été choyé, je n'ai pas ci, je n'ai pas cela, etc.» D'autres ont tellement attendu qu'ils ont développé le **syndrome** du «j'aurais dû».

Une exception

Le seul moment où la majorité des gens n'attendent pas pour réagir est celui de critiquer les autres, de surveiller leurs moindres gestes, leurs actions, leurs erreurs, de chercher la petite «bibitte» pour ternir la réputation de celui-ci ou de celle-là. Trop souvent, on rajoute plus de détails pour mettre plus d'éclat et fausser encore plus les faits réels. **Détruire les autres, c'est se détruire soi-même.** Cette attitude détruit l'entourage tout en alimentant les autres d'une nourriture malsaine qui empoisonne à la fois sa propre existence et l'existence des autres. Se nourrir d'éléments destructeurs fait perdre le goût de vivre, le goût d'aimer et le goût d'évoluer sainement.

À ce moment-là, le corps et l'esprit deviennent paralysés par les toxines de l'envie et de la jalousie, ce qui provoque des malaises physiques et mentaux inexplicables

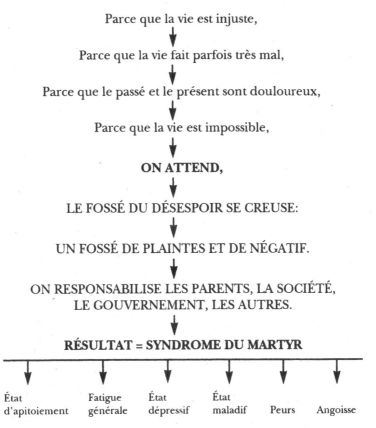

Parce que la vie est injuste,

↓

Parce que la vie fait parfois très mal,

↓

Parce que le passé et le présent sont douloureux,

↓

Parce que la vie est impossible,

↓

ON ATTEND,

↓

LE FOSSÉ DU DÉSESPOIR SE CREUSE:

↓

UN FOSSÉ DE PLAINTES ET DE NÉGATIF.

↓

ON RESPONSABILISE LES PARENTS, LA SOCIÉTÉ,
LE GOUVERNEMENT, LES AUTRES.

↓

RÉSULTAT = SYNDROME DU MARTYR

↓	↓	↓	↓	↓	↓
État d'apitoiement	Fatigue générale	État dépressif	État maladif	Peurs	Angoisse

qui se traduisent par des difficultés de vivre avec soi-même et avec les autres, des périodes de perturbations émotives profondes, des difficultés respiratoires où même le cerveau manque d'oxygène.

Mais on continue lentement à attendre; le danger qui nous guette est celui de développer de mauvaises habitudes. Puisque l'être humain est une créature d'habitudes et qu'il tend vers la facilité, il met peu de temps (dès son jeune âge) à s'orienter du côté négatif.

Lorsque les mauvaises habitudes se sont frayées un chemin, les efforts à déployer pour changer ou transformer les choses sont tellement importants que la paresse a mainmise sur le désir d'agir; de là l'expression: «Un paresseux, c'est d'abord quelqu'un qui a l'esprit inactif.» Tout être humain habité par la paresse est toujours désemparé.

L'inertie de l'attente a congelé «**la motivation**» et le désir de passer à «**l'action positive**».

L'attente gèle, en soi, le désir de changer des choses pour le mieux. Elle fige l'envie de vouloir passer à un état de mieux-être en créant ainsi un état d'hibernation où l'esprit devient comme un «igloo». Même la chaleur et la compréhension des autres ne peuvent nous atteindre. Les idées et les conseils précieux ne peuvent franchir ce mur de glace. On attend qu'un psychiatre, un médecin, un psychologue, un astrologue, un magicien nous fournisse «**la pilule magique, le mot magique**» qui, comme le soleil au printemps, pourra créer un dégel rapide.

L'attente se poursuit, sauf qu'au moindre malaise ou au moindre problème on désire un soulagement rapide: on attend que les autres fassent quelque chose; on attend que les autres changent; on attend que les médicaments fassent effet; on attend tellement qu'on n'y voit plus la lumière au bout du tunnel. Trop souvent, on attend que la maladie ou qu'une catastrophe se déclenche pour agir positivement.

«L'attendite»

Il est parfois très sage et très prudent d'attendre pour parler, poser des gestes, passer à l'action, bref, chaque chose en son temps. «**L'attendite**» dont je parle n'a rien en commun avec la prudence d'attendre le moment opportun. «**L'attendite**», cette maladie trop souvent inhérente à l'humain, est la pathologie qui nous empêche de nous découvrir nous-mêmes et de grandir physiquement et mentalement, qui ronge l'intérieur, qui rend négative notre existence et qui nous empêche de grandir dans la discipline ainsi que la compréhension de la vie et de l'être humain.

Cette pathologie nous empêche donc de défoncer les murs de la facilité; de regarder à l'intérieur pour trouver les vraies réponses; elle brime notre existence en nous empêchant d'aller en profondeur et ainsi d'illuminer la voie qui nous permettrait de nous découvrir et de découvrir le vrai sens de la vie. L'«attendite» négative nous fait régresser au stade du poussin qui n'a plus l'énergie requise pour perforer ou briser les murs de sa coquille qui le séparent du monde extérieur qui l'isolent de la vie.

Je ne saurais compter le nombre de patients traités à mon cabinet où j'ai sans cesse répété pendant des années: **«Faites de l'exercice», «Changez votre alimentation», «Travaillez moins fort», «Cessez de vous en faire pour les autres», «Apprenez à vous exprimer», «Prenez le temps de vivre», «Arrêtez de penser maladie», «Vous ne changerez jamais la façon de vivre des autres», «Prenez-vous en main», «Faites un effort de plus», «Cessez de toujours critiquer», «Apprenez à prendre les choses moins au sérieux»,** etc. Sans cesse, jour après jour, le disque de ces recommandations joue, c'est la répétition car, pour aider et conseiller les gens, il faut répéter, parfois même répéter mille fois.

«Qu'attendez-vous pour bouger, agir, parler, changer des choses, faire un pas de plus, grandir intérieurement, vous sentir mieux?» C'est ce que je demande à mes patients depuis plus de 20 ans. Je n'ose même pas penser au faible pourcentage d'individus qui ont fait bouger des choses, ou même, au moment où j'écris ce livre, font encore des efforts pour s'améliorer. Ce n'est nullement un reproche que je fais aux gens, c'est une constatation réelle qui peut expliquer en partie pourquoi l'évolution personnelle de chacun (sauf les exceptions) demeure en quelque sorte stagnante.

Heureusement, on est en mesure de compenser par le matériel, les achats, les voitures, la drogue, les médicaments, les voyages et les investissements, du moins cela peut apporter une solution temporaire; on pourrait aussi parler des spectacles, de la télévision, des sports, des jeux de société et naturellement de la situation des autres.

Il est plus facile de regarder dans la cour du voisin que de regarder la sienne. Le superficiel, le matériel, les grands déploiements n'ont jamais ouvert les portes de la maturité personnelle et de la maîtrise de soi. Aujourd'hui, on a malheureusement placé les vraies valeurs au même titre que les besoins de tous les jours: boire, manger, se vêtir, se divertir, etc. **Le terrain le plus important à découvrir sur cette terre est celui qui se trouve sous son chapeau.**

Chaque jour, la science, la technologie, la médecine proclament, par le biais des médias, de grandes et majestueuses découvertes. Pourquoi chaque être humain ne serait-il pas en mesure de découvrir ses potentiels, ses talents qui sommeillent profondément en lui, et ce, au même titre que toute autre découverte. Il est extraordinaire, dans la vie, que personne ne puisse faire cette découverte pour nous, personne! La vie, la nature, le «Grand Boss» (Dieu) donne tout à quiconque veut faire les efforts nécessaires pour y arriver. Celui ou celle qui veut changer des choses, qui veut avancer, est en mesure de constater que chacun a droit au bonheur.

Il ne s'agit aucunement de brusquer la vie. Une petite victoire tous les jours, un pas vers l'avant, une démarche personnelle, c'est ce qu'on appelle «l'espoir»; il nous mène vers la confiance, et la personne confiante ne regarde plus en arrière. C'est cela le vrai cadeau de la vie.

«L'attendite» est composée de deux atomes, un positif et un négatif. Pour que l'atome positif domine, il n'en tient qu'à **vous**: voici le résumé de ce livre. On peut tout au plus vous suggérer des petits remèdes ou des conseils à vos malaises, la posologie étant toujours sous votre contrôle. La durée du traitement n'est soumise à aucune consigne précise, vous êtes la personne qui prenez toutes les décisions; vous déterminez la posologie, la fréquence, la durée, etc. Ce qu'il y a de merveilleux avec ce traitement, c'est que vous cheminez sans être conscient. Cet état d'esprit est alimenté par «**la pilule de l'espoir**» qui contient les ingrédients nécessaires pour nourrir ce désir d'avancer.

Chaque individu a sa route à parcourir et s'il attend après les autres, on pourra dire que cette personne souffre de la «maladie de l'attendite.» Trop de gens ont manqué et manquent le signal du départ: ils attendent que les autres découvrent à quel point ils sont extraordinaires. «Donnez-nous aujourd'hui notre pain quotidien.» Or, j'ai tout en ma possession pour dépasser la médiocrité, outrepasser la négativité omniprésente de l'entourage et développer le désir de vivre. Le meilleur antidote de «l'attendite» est de franchir un à un les obstacles de la vie, de se prendre en main et de faire sa place.

Soyez sans crainte, «la maladie de l'attendite» n'a pas d'amis et n'épargne personne. **Nous sommes tous ignorants mais dans des domaines différents.** Le diplôme, l'intelligence, le compte en banque et le dernier cri dans la mode n'épargnent personne de «l'attendite». Personne ne peut décider, prévenir et agir pour vous; les résultats sont toujours conséquents des efforts personnels fournis. En tant que médecin, je dis que le premier pas vers la guérison se traduit par le vouloir, l'effort et l'espoir. Le temps de guérison varie selon chaque individu, car patience et compréhension sont à l'ordre du jour et nul ne peut dévier de cette règle.

Il faut toujours vivre dans l'attente pour voir les résultats concrets, car l'instantané n'existe pas dans la guérison contre «l'attendite». Il s'agit d'un projet à long terme dont on est le seul à constater les résultats. Persévérance, discipline, désir de vivre sont à «l'attendite» ce que l'insuline est à la glycémie.

On ne peut être en santé et malade simultanément; de la même façon, on ne peut être positif ou négatif en même temps. Il n'en demeure pas moins que chacun doit prendre sa santé en main (santé mentale, physique, sociale, spirituelle, émotionnelle) et chacun doit apprendre son rôle pour le jouer le plus sainement possible. Lorsque le doute s'installe, les symptômes réapparaissent et on est la seule personne à pouvoir réagir et à y mettre un arrêt.

Chapitre 5

Les enfants sont-ils en santé ?

Je me souviens de mes années d'école, celles où je devais, comme la plupart des élèves, marcher sept à huit kilomètres par jour pour me rendre à mes cours. C'était le bon temps. Cette marche quotidienne nous gardait en forme, stimulait notre système immunitaire, nous ouvrait l'appétit, réduisait notre stress et entraînait un meilleur équilibre de tout notre organisme. Une bonne alimentation combinée à cette marche faisait en sorte que je ne savais nullement ce qu'était consulter un médecin pour une otite ou une amygdalite. L'huile de foie de morue et les vitamines faisaient aussi partie de l'arsenal préventif. Les gastro-entérites, les rhumes, les grippes et les autres infections du genre m'étaient inconnus.

Ma mère, une femme avertie, savait très bien qu'un bol de gruau au déjeuner, du pain de blé entier, un fruit, une soupe chaude, beaucoup de légumes, du poisson et un apport très limité en graisses saturées ne pouvaient que contribuer à ma bonne santé. Hélas! autres temps, autres mœurs! Nous sommes maintenant à l'heure de la facilité, de la loi du moindre effort et des cliniques médicales qui naissent aussi rapidement que les restaurants de *fast-food*; bref, tout ce qui contribue à l'évolution, dite saine, qu'a connue notre société.

L'enfant deviendra adulte

Les études actuelles démontrent que dans des pays comme le Canada, les États-Unis ou l'Angleterre, où les maladies cardiaques sont très fréquentes, le taux de cholestérol chez les enfants est élevé. Il est fort possible que ce taux demeurera aussi élevé lorsqu'ils seront adultes. En effet, l'enfant inactif, amorphe, qui est en piètre forme physique, court le risque que sa vie soit hypothéquée.

La prévention de la maladie commence donc dès le stade de l'enfance. Sans oublier que l'enfant vit déjà certains stress tels que:

- la nécessité d'être performant;

- l'insécurité;

- le divorce ou la séparation de ses parents, dans certains cas;

- la compétitivité dans le sport, à l'école, dans la rue, à la maison.

Vous constaterez, comme moi, que les jeunes ont besoin de conseils, d'exemples et de bons éducateurs.

Une grande évolution: laquelle?

Le petit écran, le cinéma, l'informatique, les jeux télévisés ont-ils favorisé l'éclosion d'une bonne santé physique et mentale chez les jeunes? Les professeurs peuvent sans difficulté reconnaître, le lundi matin, les écoliers qui n'ont pas mis le nez dehors de la fin de semaine pour respirer l'air frais. Beaucoup d'enfants s'amusent pendant des heures, les rideaux fermés, les dents serrées, les mains moites. Leur seul compagnon ou adversaire: le téléviseur (vidéo, jeux, etc.). Souvent, les jeunes d'aujourd'hui passent beaucoup plus de temps assis que debout à marcher ou à courir.

De plus, il a été prouvé que les jeunes assis pendant des heures devant un téléviseur consomment des quantités astronomiques de friandises et de *junk food.*

Debout là-dedans!

Les parents prêchent souvent des choses qu'eux-mêmes ne mettent pas en pratique et les enfants écopent de ce laisser-aller et de cette non-prévention de la maladie. L'enfant agit selon ce qu'il voit faire à la maison. Si on lui a montré à bien s'alimenter, à faire de l'exercice, à prévenir les maladies, à ne pas fumer, etc., il y a des chances que ce jeune être agisse ainsi et pour longtemps. Il va de soi que le contraire est aussi vrai. Il est important que les parents apprennent à leurs enfants à se sentir bien. Je n'ai rien contre le téléviseur, la pizza, les croustilles et l'inertie, mais je dis **que la modération — et non la médiocrité — a bien meilleur goût.**

Les enfants ne peuvent pas tout faire par eux-mêmes et les parents doivent être les premiers à les aider activement et à leur donner des conseils judicieux. On peut leur montrer que l'investissement le plus important dans la vie n'est pas celui qu'on fait dans un immeuble de 20 étages, mais celui qu'on fait dans sa santé physique et mentale. Aussi, lorsqu'un enfant est en santé et qu'il est bien dans sa peau, son état d'esprit rayonnera dans la société et dans son entourage.

Je souhaite que les gens soient en mesure de comprendre qu'une société en santé est une société qui progresse. Les médecins devraient tous avoir l'objectif d'aider les autres à prévenir la maladie et de les aider à se sentir bien dans leur peau : un objectif que les parents devraient également avoir envers leurs enfants.

Vaincre la peur

La société actuelle n'incite pas les jeunes à poursuivre les rêves qu'elle leur a enseignés et entretenus depuis l'enfance. La drogue, les suicides, les vols, les viols, les anovulants à 13 ans sont symptomatiques, dénotant qu'il existe peut-être un malaise au sein de la jeune génération. Un nombre sans cesse grandissant de jeunes se disent : «Pourquoi se casser la tête?», «Pourquoi faire des études universitaires?», «Pourquoi continuer?» Enfants battus et mal aimés, enfants désemparés, ne sachant plus vers quoi diriger leur vie — pourquoi autant de problèmes et si peu de solutions? Pourtant, l'être humain possède en lui toutes les ressources pour trouver les solutions désirées. Hélas! le malaise persiste! Pourquoi?

Si les jeunes se sentent plus ou moins compris, les moins jeunes et les plus vieux ne vivent-ils pas les mêmes problèmes? Ce phénomène, nous le vivons dans une société où tout le monde se sent poussé, une société où tout va trop vite. On n'a même plus le temps de penser ou de réfléchir; on vogue au gré du vent, et on sait de moins en moins ce qui nous arrivera, ce que nous allons tous devenir.

Cette vitesse folle crée un climat d'insécurité par rapport à l'avenir: l'individu vit dans la peur (peur d'hier, peur d'aujourd'hui, peur de demain). Le monde entier vit dans la peur d'avoir peur. Les jeunes surtout, car ils n'ont rien encore: ni carrière, ni emploi, ni beaucoup d'espoir. En effet, se trouver du travail n'est pas tout. Beaucoup de jeunes sont à la veille d'obtenir leur diplôme ou de partir à la recherche d'un emploi, mais s'ils veulent aller plus loin que nous, ils doivent comprendre qu'un travail assuré n'est pas gage de succès dans la vie. Cela ne constitue que le premier pas et n'est pas nécessairement la dimension la plus importante de la vie.

Nous sommes ce que nous pensons

L'empereur romain Marc Aurèle disait: «La vie est le résultat de nos pensées, bonnes ou mauvaises, misérables ou joyeuses, victorieuses ou désespérées.» Si on pense mal et qu'on prend mal la vie, il ne faut pas s'attendre à ce qu'elle nous apporte des choses positives. En ce sens, nous sommes ce que nous pensons, rien de plus, rien de moins.

Si on pense du mal de quelqu'un, il ne faut pas s'attendre à ce que cette personne nous accorde du respect en retour. Ce qui se produit actuellement dans le monde n'est que le résultat de pensées négatives collectives et de problèmes non réglés. Nous nous promenons avec des œillères pour ne pas affronter nos problèmes, mais nous les alimentons constamment. Depuis des siècles, l'humain se nourrit de pensées négatives; alors ne récolte-t-il pas ce qu'il a semé? Si nous apprenions à penser au bien d'autrui, il y aurait sûrement beaucoup moins de problèmes dans le monde.

Pourquoi existe-t-il autant de malaises dans la société actuelle? Serait-ce qu'il est trop difficile de faire le bien ou est-ce que nos yeux sont trop souvent tournés vers les autres et leurs faiblesses? Sigmund Freud disait: «Il est plus facile de détruire que de construire.» Pourquoi ne pas ouvrir les yeux et tenter de régler nos problèmes collectivement? Les petits problèmes individuels deviennent souvent les problèmes d'une société tout entière, et bien souvent, ce sont eux qui font la différence entre une société saine et une société malade.

On a créé avec le temps une société de transfert: on transfère nos problèmes aux spécialistes, aux organismes, aux associations, aux gouvernements, etc. Les gens ont de la difficulté à examiner les problèmes dès qu'ils se présentent. Si nous apprenions à régler nos problèmes sans attendre, la société serait complètement différente. On laisse trop souvent aux autres le soin de les régler. Il revient à chacun de nous d'agir dans la mesure de nos moyens.

On devrait peut-être semer l'amour au lieu de se plaindre qu'il n'y en a pas suffisamment. Semer la paix plutôt que nourrir la violence. Construire par la pensée positive au lieu de détruire par la pensée négative. La pensée positive ouvre des portes aux solutions; elle règle les problèmes et alimente les vraies énergies. Si vous semez un peu de positif et d'amour autour de vous et que vous récoltez de bonnes choses, imaginez ce que serait la société si nous le faisions tous. Même si les choses ne tournent pas rond, pourquoi ne pas chercher ce qu'il y a de mieux, pourquoi ne pas espérer un avenir plus prometteur pour nos jeunes et pourquoi ne pas les aider à y accéder?

Critiquer c'est facile, mais construire est autrement plus difficile. Il est difficile de trouver des réponses aux questions de la vie lorsque l'on ne fait que regarder les problèmes et les défauts d'autrui. Chacun est responsable de la façon dont il mène sa vie. Les autres peuvent parfois nous donner un coup de pouce, mais il ne faut pas se servir des autres comme de béquilles. Le professeur Hans Selye nous disait que, peu importe ce qui se passe autour de nous, toute la différence réside dans notre façon de le percevoir.

Devons-nous, nous la génération plus âgée, nous attendre à ce que notre jeunesse maximise ses énergies et opte pour un avenir plus sain et plus équilibré? Pour ma part, je fais confiance aux jeunes et j'ai la ferme conviction qu'ils changeront bien des choses au cours des vingt prochaines années.

Un bel exemple

Les jeunes sont souvent la cible de commentaires acerbes et vindicatifs de la part des générations plus vieilles. Ils sont jugés, plus souvent qu'à leur tour, de façon dure. On dira ce qu'on voudra, il n'en demeure pas moins que nos jeunes sont intelligents et qu'ils apprennent vite. Je suis content de voir qu'ils se posent des questions à leur tour et qu'ils se demandent pourquoi ils vivent dans un monde aussi complexé et perturbé. Une chose est sûre: ce monde, ce ne sont pas eux qui l'ont bâti... Alors, à votre avis, qui faut-il blâmer?

La génération adulte a tendance à s'offusquer lorsqu'on dit que la jeunesse n'est que le reflet de la société actuelle: «Voyons donc, nous autres, on est bien corrects!» Pourtant, les statistiques actuelles tendent à montrer que:

- à peine 1 personne sur 20 est en bonne santé physique, mentale, sociale et spirituelle;
- le taux d'alcoolisme ne cesse de grimper;
- l'utilisation des drogues légères et fortes a atteint des sommets inégalés;

- 80 p. 100 des gens souffrent de troubles nerveux (insomnie, anxiété, fatigue, angoisse);
- le taux de suicide chez les adolescents a augmenté de façon effarante au cours des 15 dernières années;
- le taux de divorce au Québec a lui aussi doublé et même triplé, depuis 15 ans;
- un enfant de 18 ans a regardé au-delà de 22 000 heures de télévision et il a été témoin de scènes des plus violentes;
- plus de 75 p. 100 des jeunes ne sont pas conscients de l'importance d'une saine alimentation;
- près de 10 p. 100 des hommes québécois exercent une forme de violence quelconque sur les femmes;
- même si nos prisons sont trop petites et que nos hôpitaux manquent de lits, on se dit dans une société évoluée. Malgré cela, on ne se lasse pas de dire que les jeunes ont tout ce qu'il faut, qu'ils sont gâtés, choyés et bien entourés, qu'on leur apporte un sentiment de sécurité et qu'ils ne manquent de rien sur le plan matériel. Mais est-ce vraiment la réalité? Si on a si bien joué notre rôle, est-ce qu'on ne se contredit pas en accusant les jeunes d'être désabusés, indifférents, blasés?

On peut jeter le blâme sur tout le monde depuis le ministre jusqu'aux enseignants, en passant par la société en général, mais, au fond, cela ne donne pas grand-chose de regarder dans le jardin du voisin. Comme le dit l'expression: «**Ce sont les parents, et non les enfants, qui sont le principal problème dans notre société actuelle**». En tant que médecin, cette pensée me fait réfléchir. Dans un de ses livres, Aivanhov affirme que l'éducation d'un enfant commence avant la naissance. À mon avis, cela veut tout dire: l'éducation des enfants commence par celle des parents. Tout ce que les parents vivent, ressentent et font influence l'évolution de leur enfant. Si les parents ne font rien pour s'orienter, s'améliorer, apprendre, grandir et évoluer, comment peuvent-ils enseigner ces actions et se donner en exemple aux enfants? Tout ce qui a été enregistré chez les parents se transmet à l'enfant. On aura beau faire appel aux spécialistes, aux grandes écoles, aux grandes leçons, aux meilleurs conseils, si la transmission a été faussée au départ, il est pratiquement impossible de revenir en arrière. Les enseignants peuvent faire beaucoup pour l'instruction des enfants, mais ils ne peuvent pas changer la nature profonde de ces jeunes.

Un cri d'alarme

Je comprends pourquoi les jeunes sont inquiets, incertains et indécis face à demain. Je comprends très bien leur pessimisme face à l'avenir. Je comprends leurs incertitudes et leur sentiment d'impuissance, car il est difficile de bâtir sa vie en fonction de valeurs auxquelles on ne fait pas confiance. Encore une fois, peut-être, me dira-t-on que j'exagère, mais c'est le bilan des expériences que j'ai accumulées depuis des années.

Les jeunes expriment certaines craintes, parfois même de la peur. Certains en sont même à se demander pourquoi on les a mis au monde. Ils ne savent plus qui croire, que faire, où aller, comment s'en sortir, quoi manger, qui suivre, etc. En fait, les jeunes doutent du bien-fondé des valeurs de ceux qui leur présentent la vie comme un jardin de roses. Parce que cela ne représente pas ce qu'ils voient et vivent chaque jour... Ils perçoivent plutôt un monde où chacun court pour se garder au même niveau que son voisin, qui court, lui aussi, pour se maintenir au même niveau que son voisin, qui, lui-même, court pour ne pas être dépassé par son voisin. Avec raison, ils se posent donc des questions sur le pouvoir des systèmes établis, sur la puissance de ceux qui gouvernent et sur la crédibilité des médias.

Que peuvent faire les jeunes lorsque tout est jugé en fonction du temps, des échéances, des chiffres, des performances et des trophées? Ils subissent des pressions de tout bord et de tout côté, ils ont des horaires serrés, ils manquent de temps pour s'adapter, ils manquent de repos, et on leur demande en plus de s'habituer aux stress de leurs parents! L'enfant voit un monde qui se bouscule de plus en plus, il est témoin d'une insécurité sans cesse croissante, et on lui demande de suivre l'exemple d'adultes anxieux, tendus qui manquent de contrôle.

Actuellement, les jeunes sonnent l'alarme. En réponse, les adultes se froissent devant leur clairvoyance. En tant que médecin qui favorise la prévention, j'ose croire et espérer que les jeunes sauront faire pencher la balance vers une qualité de vie plus équilibrée en fonction de leurs besoins futurs.

Pourquoi jouer le jeu ?

Le grand théologien Teilhard de Chardin disait: «L'avenir est entre les mains de ceux qui pourront procurer aux générations de demain des motifs valables de vivre et d'espérer.» Or, ceux qui composeront la génération de demain sont les jeunes d'aujourd'hui. Alors il faudrait peut-être se poser la question cruciale: Qu'est-ce que la génération actuelle, notre génération, a à offrir aux adultes de demain?

Très souvent, des jeunes me disent: «Pourquoi jouer le jeu, Doc? Les arbitres sont croches!» Il y a de quoi faire réfléchir celui ou celle qui se pose des questions. Pourquoi les enfants ont-ils la sensation que nous les avons trompés? J'ai parfois l'impression que la génération adulte voudrait, par des subterfuges peu éloquents, faire croire aux jeunes qu'il faut la considérer comme un symbole de puissance et de réussite et qu'elle a le dernier mot sur la façon de faire les choses. Faisant moi-même partie de cette génération de soi-disant professeurs, je me dis parfois qu'on devrait réviser nos leçons avant de les servir en exemple aux jeunes. On ne dupe pas les jeunes; ils voient clair. Malheureusement, ils succombent souvent aux stéréotypes et deviennent rapidement le reflet de ce qu'on leur apprend.

Pour qu'une société soit forte, elle doit s'appuyer sur des valeurs. Or, les plus grands ennemis des valeurs sont la superficialité et l'urgence ; quand on est pressé, on n'a pas le temps de s'arrêter, de regarder, de penser. Et, justement, notre société vit à la course : course à la montre, course au succès, course dans les affaires, course dans la production, course aux trophées. Tout est urgent, tout est pour hier. Les jeunes d'aujourd'hui naissent et grandissent dans cette course. Ils sont happés par cet engrenage tourbillonnant. Cela explique peut-être pourquoi beaucoup d'entre eux n'ont qu'un rêve : **devenir millionnaires avant l'âge de 30 ans.** Le jeune a-t-il le temps de grandir ; de savoir ce qu'il est et ce qu'il veut ; de savoir où il va ; de connaître son père, sa mère, ses frères et ses sœurs ? Lui enseignons-nous à chercher les réponses à ces questions ?

La bonne école

On se croit fort, puissant et bien au-dessus de ses affaires avec la technologie sophistiquée, le *fast-food*, le four à micro-ondes, les ordinateurs et les robots « super-ceci ou super-cela », mais en réalité, on vit dans une marmite. On parle des bébés-éprouvettes, de la guerre des étoiles, des ordinateurs, mais il faudrait peut-être aussi parler de la violence, de la guerre, de la pollution et des drogues. On a oublié de montrer aux jeunes que ce n'est pas le million, la chaîne en or, la dernière création de *Boss, de Saint Laurent* et de *Dior* ou la dernière merveille de *Toyota* et de *Chrysler* qui font la différence dans la vie. On a omis de leur dire que la vie ne se bâtit pas sur des futilités et sur le paraître, qu'on ne meuble pas son esprit comme on meuble une maison. Le sensationnalisme, la foire aux illusions et les dernières créations ne sont pas les outils ou les matériaux nécessaires pour apprendre.

Il existe toutes sortes d'écoles où on peut apprendre toutes sortes de connaissances. Mais hélas ! elle n'existe pas l'école du savoir-vivre et du savoir-faire, celle qui décernerait, en trois ans, un diplôme d'être humain accompli, avec un prix d'excellence en santé physique, mentale, sociale et spirituelle. On n'envoie pas nos jeunes à la bonne école!

Il faut leur dire que chacun de nous étudie à temps plein dans une grande école sans murs et sans pupitres qui s'appelle «la vie». Dans tous les secteurs, dans tous les domaines, on décerne des diplômes, des certificats, des mentions, des titres, sauf à l'école de la vie. Par contre, il est extraordinaire que, chaque jour, elle nous donne l'occasion d'apprendre de nouvelles choses qui nous permettent de grandir sur le seul plan vraiment important: celui de l'équilibre, de l'harmonie, de l'évolution personnelle. Les leçons qu'elle nous donne sont aussi diverses que les gens qui peuplent la planète. Elles sont toujours là pour qui veut s'en abreuver.

Chaque jour est une leçon

Voilà peut-être ce qu'il faudrait enseigner très tôt aux jeunes dans la vie: tout est leçon, et l'erreur n'existe pas... sauf si on la répète. À ce moment-là, elle devient une faute grave. À l'école de la vie, il n'y a pas de dernier mot. Lorsqu'on veut laisser croire aux jeunes que c'est le cas, on manque notre coup.

La croissance personnelle se fait par des essais et des erreurs et c'est un apprentissage qui ne connaît pas de fin. Alors, pourquoi veut-on absolument faire croire aux jeunes que notre génération possède la perfection? Surtout, quand on voit les résultats: stress, valeurs superficielles, compétition féroce, syndrome du paraître, injustices, apparition des maladies modernes, etc.

Il n'existe pas un instant de la vie qui ne contienne une leçon. Tant que vous vivrez, vous aurez des choses à apprendre: des choses sur vous-même et sur le monde qui vous entoure. Cet apprentissage est la règle d'or, ce sont là les vraies leçons de la vie; elles précèdent même l'art de faire de l'argent. L'argent ne remplace pas la confiance, l'illusion ne remplace pas la sagesse et la mode ne remplace pas la discipline personnelle.

Enfin, on a négligé d'apprendre aux jeunes qu'il existe quelqu'un de plus fort que nous. Un **être supérieur** qui a rendu chacun de nous responsable de la façon dont il mène sa vie, qui nous a donné les outils nécessaires pour que nous trouvions les réponses aux questions que nous nous posons. À nous de savoir les lire dans le grand livre qu'il a écrit pour nous.

À 20 ans, on affirme. À 30 ans, on doute. À 40 ans, on commence à s'apercevoir qu'on ne sait rien.

Le mal de vivre

«Comment a-t-il pu poser un geste semblable? Il était jeune, brillant, en pleine forme, bourré de talents, gentil, aimable...» Voici des commentaires qui ne manquent pas de nous toucher au cœur. Trop tard hélas, pour que nous puissions intervenir. Mais il n'est pas dit qu'il doive toujours en être ainsi.

Le suicide est un phénomène à la fois fréquent et bizarre. Fréquent, car il constitue la deuxième cause de décès chez les jeunes de 15 à 25 ans au Québec, et bizarre, parce que c'est un sujet tabou dont on n'ose peu parler malgré les statistiques effarantes qu'on a sous les yeux. En effet, l'accroissement du taux de suicide chez les jeunes d'ici est, depuis 30 ans, le plus élevé de l'ensemble des provinces canadiennes.

Beaucoup d'adolescents vivent des période extrêmement difficiles; pour certains d'entre eux, la seule porte de sortie semble être la mort. Ces jeunes ne sont pas différents des autres; ils ont simplement besoin d'un peu plus d'aide pour s'en sortir. **Cette aide doit venir d'un ami, d'un parent, d'un proche, c'est-à-dire des gens les plus aptes à entendre leur cri de détresse.** Naturellement, cela n'exclut pas l'aide des professionnels et des spécialistes. Au contraire! Mais que faire quand ces gens ne sont pas disponibles? L'important est de capter les messages que le jeune, à sa façon, nous envoie. Il est capital que son entourage sache reconnaître ses signaux de détresse afin d'agir avant qu'il soit trop tard.

Des signes qui en disent long

On entend parfois des phrases comme: «Cela donne quoi de se battre?», «Il me semble que personne ne me comprend.», «J'ai l'impression d'être seul à me battre.», «C'est quoi la vie?», «Est-ce que cela vaut la peine?», «Qu'est-ce que je fais ici, sur cette maudite planète.», «Un jour, vous comprendrez.», «Je suis écoeuré de ce monde d'hypocrites...» Et ce message qu'on ne doit jamais prendre à la légère: «C'est assez, je veux en finir.» D'abord, il ne faut jamais se moquer d'un jeune qui se comporte de façon inhabituelle depuis un certain temps et on ne met jamais une personne suicidaire au défi. Au contraire, il faut respecter les messages qu'elle nous lance. Bien sûr, il existe une multitude de signes précurseurs au suicide et ces signes peuvent aussi se manifester chez quelqu'un qui traverse une déprime temporaire.

Il faut donc être prudent. Aussi, les symptômes peuvent varier d'un jeune à l'autre, selon la personnalité de chacun. Chose certaine, la décision de passer à l'acte est rarement instantanée, immédiate et irréfléchie. Il est également important de se rappeler que le jeune qui songe au suicide n'est pas nécessairement déprimé.

Le suicide a toujours existé, mais il prend actuellement des proportions inquiétantes. Y a-t-il une cause majeure au suicide ou est-il relié à un ensemble de facteurs? On observe qu'il a tendance à augmenter en période de désintégration sociale ou lorsque les valeurs de base deviennent trop floues. Il existe des éléments déclencheurs:

- les problèmes familiaux;
- les problèmes sentimentaux;
- les problèmes scolaires;

- les causes non spécifiques;
- les facteurs inconscients;
- les facteurs héréditaires;
- les troubles biologiques;
- le désespoir;
- la consommation de drogues ou d'alcool;
- l'isolement (la honte, la maladie, la punition);
- etc.

Malgré toutes ces théories, on n'arrive pas encore à s'expliquer la pensée, la détresse de la jeune personne qui pense au suicide. Beaucoup de jeunes sont malheureux, déprimés, et peu d'entre eux reçoivent de l'aide professionnelle. Ils ne voient aucune porte de sortie, sont désespérés et s'isolent sans jamais pouvoir se confier. Sur 10 jeunes de notre voisinage, les statistiques démontrent qu'il y en a au moins un qui fera une tentative de suicide avant l'âge de 19 ans.

La parole de vie

Le jeune qui se sent déprimé a l'impression que cela ne finira jamais. Il ne peut pas expliquer comment il se sent, mais il se sent mal. De là, l'importance de savoir l'écouter, de le comprendre et de dialoguer avec lui. On doit l'amener à parler sans lui faire la morale ou le réprimander; on doit le laisser parler; on doit apprendre à l'écouter et le convaincre qu'il existe de l'aide et que les professionnels sont là pour l'aider.

Le plus important est de ne jamais passer outre lorsqu'un jeune fait une remarque inhabituelle ou une allusion au suicide. On ne doit jamais humilier quelqu'un qui menace de se suicider, se moquer de lui ou lui donner des recettes miracles. Il faut vraiment aborder le sujet directement. On doit aussi être honnête et ne pas avoir peur d'en parler ouvertement. La franchise exige de ne pas faire de promesses et de ne pas prétendre avoir toutes les réponses.

Enfin, le suicide n'est pas un problème de famille, c'est un problème de société.

Il existe des organismes, fondations et associations qui font un travail extrêmement précieux: la fondation Suicide action Montréal, le Centre de prévention du suicide de Québec inc., la Fondation J.E.V.I. de Sherbrooke. Mais ces groupes ne peuvent pas tout faire. Chacun de nous doit contribuer à améliorer et à perfectionner ses moyens et ses méthodes d'intervention. En tant qu'individus et parents, nous devons nous efforcer de bien comprendre la situation difficile des jeunes, la douleur qu'ils ressentent et les solutions, autres que le suicide, à ce qu'ils vivent.

La drogue

Ce qui mène le monde actuellement, c'est:

L'A — B — C — D;

ce que nous connaissons tous, c'est:

L'Argent — La Boisson — Les Condoms...;

Ce qui me préoccupe, c'est:

le «D», La Drogue.

La drogue est un fléau mondial: des gens de tous les pays, de tous les âges, de toutes les classes de la société en consomment et en sont dépendants au point de ne pas pouvoir fonctionner normalement sans elle. Aux États-Unis seulement, on estime que 30 millions de gens consomment une forme quelconque de drogue de façon régulière. La situation n'est guère plus reluisante ici.

S'attaquer au problème

Lorsqu'on me parle de progrès, de techniques et d'évolution, cela me fait sourire, parce que je ne suis pas du tout sûr que la santé sociale des gens évolue au même rythme que ces progrès. Nous vivons une situation paradoxale. La technologie médicale a fait des progrès sensationnels depuis les vingt dernières années, mais la santé des individus

en général s'est-elle vraiment améliorée? Depuis l'avènement des ordinateurs qui ont révolutionné le monde, les
êtres humains sont-ils nécessairement plus efficaces, plus
logiques? Nous sommes envahis de tous bords et de tous
côtés par l'information — les gens sont-ils mieux informés
et plus intelligents pour autant? Enfin, on parle des effets
dévastateurs, néfastes et criminels de la drogue, les gens en
consomment-ils moins? Serait-ce que l'être humain n'a
pas la force d'absorber cette marée de changements trop
rapides?

La demande pour toutes les formes de drogues est à
la hausse dans le monde entier, et toutes les nations sont
aux prises avec ce problème. Il s'agit d'un problème de
taille, particulièrement en ce qui concerne la société de
demain, c'est-à-dire nos jeunes. On peut imputer à la famille son manque de responsabilité et de soutien devant
ce problème grandissant, mais est-ce le seul facteur responsable? Où sont passés les valeurs, les traditions, la
conscience sociale, le partage et l'entraide? Peut-être
avons-nous confondu bien-être, individualisme et responsabilité? On a oublié qu'un individu qui n'a pas sa place
dans la société se perd, devient vulnérable et, sans doute,
se transforme en victime potentielle.

Depuis des années, on essaie par tous les moyens de
supprimer la drogue, car les ravages qu'elle cause sont
énormes. Comment s'y prendre? Que faut-il faire? Demander aux forces armées d'intervenir pour limiter l'éten-
due des dégâts? Demander aux gouvernements d'investir
plus d'argent dans l'éducation populaire? Prendre les
moyens pour chasser les *pushers* de la rue et de la société?
Faut-il tester les travailleurs, les athlètes et les jeunes à
risques? Est-il possible de stopper l'hémorragie, de cerner
ce «cancer» qui se disperse partout?

En réalité, même si on doublait le nombre de policiers, même si on agrandissait les prisons, même si on
imposait des sentences plus sévères, même si on avait
de meilleurs chiens dépisteurs et qu'on augmentait la

surveillance, avez-vous l'impression qu'on pourrait mettre un terme à ce fléau? Je ne crois pas. Ce n'est pas de cette façon qu'il faut s'y prendre.

Où se trouve la solution?

Je discutais récemment avec un ex-agent double de la brigade des narcotiques de la Sûreté du Québec, et ce dernier me laissait clairement entendre que le seul moyen de vaincre le «cancer» de la drogue réside dans l'éducation des jeunes. Il faut prendre des mesures très tôt dès l'enfance (dès l'âge de cinq ou six ans). Il n'existe, selon lui, aucun autre moyen. De plus, ce travail doit commencer au sein de la famille. Les parents ont un rôle à jouer: celui d'informer leurs enfants et de les prévenir des dangers de la drogue. Pourquoi? La raison est fort simple: la consommation de drogues ne commence pas à l'âge adulte. Dans la majorité des cas, elle commence à l'adolescence. Selon les statistiques, la pire période se situe entre 12 et 16 ans. Si un jeune s'abstient de toucher à la drogue avant l'âge de 20 ans, ses chances de ne pas en consommer par la suite sont excellentes.

Le problème des drogues ne concerne pas seulement ceux qui en consomment, c'est aussi un problème social. C'est donc l'affaire de tout le monde. La preuve, la situation qui prévaut actuellement touche des gens de toutes les couches de la société. Les parents doivent atteindre un consensus et faire en sorte d'offrir collectivement à la génération de demain une forme d'éducation, des moyens de prévention et l'espoir d'un mode de vie positif. Ce problème concerne autant les éducateurs, les médecins, les psychologues, les artistes et les athlètes que les parents. La police, les prisons, la légalisation, les gouvernements n'offrent pas de solution finale. Le nettoyage doit commencer à la maison, dans la famille.

Évidemment, les utilisateurs doivent, eux aussi, prendre leurs responsabilités, mais il est à chacun de nous de les aider à se sortir du marasme de la drogue. Il est important de leur offrir une chance de retrouver une vie normale et de leur permettre d'éviter «la ligne» qui détruit le cerveau. Il est temps de se demander: **Avons-nous créé une société de gens trop faibles pour se prendre en main?**

Le baseball

Je m'adresse souvent aux jeunes qui jouent au baseball. Ce sport m'a beaucoup appris, car je l'ai pratiqué pendant 14 ans. Motivation, discipline, esprit d'équipe, détermination, désir de vaincre, capacité de courir des risques, volonté de ne jamais lâcher, ce ne sont là que quelques-unes des qualités apprises et acquises durant les prolifiques années d'une jeunesse remplie de beaux souvenirs.

Je me suis souvent demandé: **Qu'est-ce qu'un médecin dans la quarantaine peut apprendre à ces jeunes gens fougueux, déterminés, confiants et bourrés de talents?** Mais je ne suis jamais surpris de leurs réactions. Ils se montrent toujours intrigués et très intéressés par mes propos réalistes et mes expériences vécues.

B ON ÉQUILIBRE	• Il y a un temps pour tout
A TTITUDE POSITIVE	• Poursuivez votre but courageusement
S ANTÉ	• Sérénité • Succès • La loi numéro 1 du succès
E TRE FIER	• Sachez vous respecter
B ON VIVANT	• Riez de vous • Ayez le sens de l'humour
A RRÊTEZ-VOUS	• Pour penser • Pour manger • Pour dormir • Pour vivre
L IBERTÉ	• De vos pensées • De vos choix • C'est vous qui faites des choix
L IMITES	• Apprenez à connaître les vôtres

Les jeunes sont francs et directs

Mon point de vue est très simple: il faut apprendre aux jeunes à se tenir debout. Les jeunes aiment la franchise et les propos directs; ils n'aiment pas se faire raconter des histoires. Je ne suis pas là pour raconter mes prouesses ni pour leur parler de mon travail de médecin. Je leur fais part de l'importance d'avoir sa place en tant qu'être humain et je cherche à leur montrer que la vie est une perpétuelle partie de baseball. Je leur souligne l'importance, sur le plan de l'apprentissage et de la croissance personnelle, de toujours rester **un étudiant ou une. étudiante.**

É COUTEZ	• Par le regard
	• Comprenez par le cœur
T ÉNACITÉ	• Améliorez-vous
	• Grandissez
	• Évoluez
U NION	• Travail d'équipe = unité = force
D ÉTERMINATION	• Savoir
	• Oser
	• Faire
	• Se taire
I NTÉRÊT	• En montrer pour autre chose que l'argent,
	• Pour les gens, les arts, la vie
A MOUR	• Respect de soi
	• Paix intérieure
N ON...	• Aux choses qui vous nuisent
T EMPS	• En prendre pour acquérir la paix intérieure
E XERCICES	• En faire non seulement pour le physique, mais aussi pour développer le mental
S UCCÈS	• Il s'acquiert par la santé
	• La jeunesse n'est pas éternelle

Je veux démontrer aux jeunes que l'être humain ne doit jamais cesser de bâtir, d'évoluer, de s'améliorer et de s'épanouir. La connaissance ne s'arrête pas par l'obtention d'un diplôme. Elle s'acquiert par la compréhension des autres, par le respect du voisin et par l'expérience et les conseils de ceux et celles qui, avant nous, ont appris en faisant des erreurs. En fait, la croissance personnelle s'arrête à l'instant où l'on décide qu'on est le meilleur.

Les gros muscles ne changent pas le monde et la force physique finit toujours par montrer les faiblesses de celui ou celle qui en abuse. Si on complimentait les jeunes davantage, cela leur procurerait peut-être les mêmes effets qu'une drogue comme la cocaïne.

Des réserves pour tout le monde

Je veux faire comprendre aux jeunes que la jalousie et l'envie rendent les gens malades. La vie contient d'abondantes réserves de succès pour tout le monde, donc, on n'a pas besoin de perdre son temps à jalouser le succès des autres. La vie est là pour apprendre. Il ne faut jamais, toutes proportions gardées, se considérer comme inférieur; il faut croire en son potentiel, développer ses talents et se servir de sa matière grise. On peut courir des risques, mais jamais au détriment de sa santé. On ne doit jamais faire de compromis sur sa santé et sur ce qui nous permet de mieux évoluer.

À vous, espoir de demain

- Si vous croyez en vos potentiels;
- Si vous regardez l'avenir d'un bon œil;
- Si vous croyez en vous;
- Si vous savez que la vie peut parfois vous offrir une rose et aussi une gifle;
- Si vous croyez que le «Grand Maître» est votre ami;
- Si vous croyez qu'il y a lieu d'espérer.

Alors, vous avez tout ce qu'il faut pour:

- réussir dans vos études;
- devenir un adulte équilibré;
- passer à travers les épreuves de la vie;
- faire de votre vie une réussite.

Chapitre 6

À l'heure de l'anxiété

Pour ceux et celles qui voudraient regarder les côtés négatifs de la vie, le moment n'a jamais été aussi propice. Nous
voici à l'heure de l'anxiété et de l'inquiétude. Celle-ci a
maintenant atteint son apogée. Si vous êtes du genre qui
s'inquiète facilement ou qui aime s'inquiéter, ou si l'inquiétude vous hante facilement, considérez-vous comme
choyés, car votre esprit peut s'occuper 24 heures sur 24,
sans répit.

Pourquoi? Cela bouge, il y a de l'action partout. Il y a
des problèmes partout, du nord au sud, de l'est à l'ouest,
du provincial au fédéral, de la crise amérindienne aux
enfants violentés, de la crise du Golfe à la guerre contre les
drogues, du chômage à la TPS, de la récession à l'avorte-
ment, du cholestérol au suicide, de l'eau qu'on boit jusqu'à la viande qu'on mange, des forêts qui meurent jusqu'au choix entre les sacs d'épicerie de papier ou de
plastique. La liste peut s'allonger indéfiniment. Voilà, c'est
notre monde, c'est notre société dite moderne. Mille pas
en avant, 999 en arrière, « Y a rien là », dit-on.

Sans vouloir faire preuve de pessimisme ou de défai-
tisme, nous traversons actuellement une zone de perturbation et cette nouvelle décennie nous ouvre toutes grandes
les portes sur l'ère de l'anxiété et de l'inquiétude. Étonnant? Non. L'être humain se rend souvent au bout de ses
forces, pour devoir ensuite faire marche arrière. Nous
traversons une période de notre siècle ou les gens parlent
beaucoup de *burnout*, d'épuisement physique et mental.

Un philosophe disait: «Tant va l'être humain, tant va la société.» Ce qui se passe en chaque être humain ressemble à l'image de la société, et vice versa. Encore une fois, sans être résolument pessimiste, j'ai l'impression que nous traversons une période non seulement de profonds changements et de remises en question, mais aussi d'**épuisement**.

Si l'on se fie à tout ce qui se passe autour de nous, on a l'impression que le malaise est généralisé, un genre de cancer en phase terminale, si vous me permettez cette métaphore. Je ne désespère pas cependant, car «ce cancer» est guérissable et chaque être humain dispose d'un arsenal thérapeutique complet pour le stopper. **Il faut d'abord faire la paix en soi pour trouver la sérénité en autrui.**

Personne ne peut rester indifférent

Notre société a quelque peu courtisé l'excès au cours des 40 dernières années. Le pouvoir des uns a plus que souvent fait le malheur des autres et l'oisiveté a été la mère de bien des problèmes familiaux et sociaux. D'ailleurs, une expression dit: «**Après le calme la tempête.**» En Amérique du Nord, nous avons connu des années de plaisir et de fortune, des années de vaches grasses, des années de gloire, de prospérité et d'abondance. Voilà qu'aujourd'hui ces années font place à l'inquiétude du lendemain, à l'inconnu, à l'angoisse du futur et en «ce que nous réserve demain». La vie est un boomerang, ce dernier serait-il en train de se tourner sur lui-même? Tous les médias ne prennent-ils pas plaisir à nous répéter tous les jours que nous vivons sous une menace constante?

Si ce n'est pas la guerre, c'est le sida ou le cancer, le chômage, la crise économique, la violence conjugale, etc. Donc, tout nous menace? Est-ce vrai? C'est vrai, les gens s'inquiètent mais à des degrés différents. Cependant, un individu ne peut rester indifférent devant tout ce qui se passe dans le monde. Cet état d'anxiété, cette inquiétude qui poursuit le moral des gens ne laisse personne insensible. Le physique et le moral des gens en sont affectés pour ne pas dire infectés. Hypertension artérielle, maladies cardiovasculaires, fatigue, léthargie, manque d'énergie, ulcères, ce ne sont là que quelques-unes des manifestations physiques et psychologiques qui reflètent la philosophie négative qui déferle actuellement sur le monde entier.

Ces symptômes jaillissent d'une accumulation de problèmes, de frustrations, d'anxiété, d'insécurité face à l'avenir. Beaucoup de gens gardent tout à l'intérieur d'eux-mêmes, certains s'expriment verbalement ou physiquement (sports, violence), d'autres mangent, se droguent, boivent, prient ou deviennent malades pour toutes sortes de raisons.

Personne n'est épargné

Le président américain John F. Kennedy disait: «La vie n'est pas juste. Elle ne l'a jamais été et elle ne le sera jamais.» Tout le monde y passe, peu importe le statut social, les diplômes ou la richesse accumulée. Même les gens les plus prospères, les plus en vue, ont dû et doivent vivre des moments difficiles, voire des échecs. La paix de l'esprit, le bonheur, la sérénité semblent fuir beaucoup de gens ou leur échapper.

On a souvent l'impression que partout où l'on regarde, partout où l'on se trouve, partout où l'on s'arrête, le stress est toujours présent. On a l'impression que le stress veille sur nous, qu'il est continuellement aux aguets. Avec raison, vous vous demandez: Comment peut-on jouir de la vie avec tout ce qui se passe chaque jour: avec les pertes d'emplois, les tragédies, les faillites, les divorces, les accidents, les déceptions que la vie nous sert sans nous demander au préalable si cela nous plaît ou non? L'anxiété, la peur et la dépression rendent la vie de beaucoup de gens misérable. Les maladies mentales sont beaucoup plus répandues que les gens ne l'imaginent; ce problème ne touche pas une partie de la population en particulier, car les jeunes autant que les moins jeunes sont susceptibles de céder au stress et à toutes les tensions qui les entourent.

Qui possède la solution du problème du stress? Où est la réponse? Peut-on se libérer de l'état d'anxiété qui semble ruiner l'existence des gens? Il existe des moyens de s'en sortir; il suffit de croire que chacun possède les atouts pour venir à bout des problèmes que la vie nous sert. Il faut éviter de se laisser dominer par les pensées négatives; en effet, il est possible de conserver une attitude positive devant ce monde chaotique.

La vulnérabilité des gens ouvre trop souvent la porte au désespoir, à l'amertume et au sentiment d'impuissance. Pourtant, la solution ne se trouve pas à l'extérieur de nous. Ce ne sont pas les artifices, les astuces, les frivolités et les futilités, tant recherchés et tant convoités par les gens, qui pourront leur procurer une joie de vivre du jour au lendemain.

Napoléon Hill écrivait dans un de ses livres: «Vous pouvez faire tout ce que vous voulez qui n'entre pas en contradiction avec les lois du bon Dieu ou des hommes, à condition d'être prêt à en payer le prix.» Il n'y a rien de gratuit sur cette terre, même sa santé, il faut l'entretenir. Og Mandino, auteur du livre *Le plus grand miracle du monde*, écrit ceci: «Plus les années passent, plus nous marchons au même rythme que les autres, souriant presque sur commande. Nous sommes des êtres sans plus d'individualité que les millions de craquelins salés qui sortent chaque jour des fours de la compagnie Nabisco.»

Que dire du nombre effarant de gens par jour qui tentent par tous les moyens possibles de s'enlever la vie? Que dire des milliers d'ordonnances médicales qui sont données aux gens par les médecins, afin de combattre l'anxiété qui affecte un pourcentage énorme de la population? Que dire du nombre de gens malades dans leur âme, dans leur cœur; des gens malades par manque d'amour, malades par désespoir? Il faut absolument que les situations changent et que la société soit sensibilisée à ce phénomène. William James, le père de la psychologie américaine, affirme : « Lorsqu'on change sa façon de penser, on change sa vie. »

L'art de changer

1. Chaque jour suffit sa peine

En changeant des petites choses nuisibles, on parvient à s'en sortir. Efforts, travail, discipline ne sont que quelques-uns des préalables nécessaires pour changer des choses. **Vous avez tout ce qu'il faut pour agir, pourquoi attendre ?**

> *Vivre chaque jour comme si c'était le dernier est un grand principe pour vivre une existence heureuse.*

2. L'acquisition de bonnes habitudes

- Il est beaucoup plus facile de détruire un château de cartes que de le construire.
- Il est plus facile de regarder le téléviseur que de marcher.
- Il est plus facile de critiquer que de bâtir.
- Il est plus facile d'abandonner que de recommencer.
- Il est plus facile de demeurer indifférent que d'essayer.

> *Avoir toujours uniquement envie de faire quelque chose est aussi une autre définition de la paresse.*

3. L'erreur est humaine : elle fait partie de la croissance

On apprend par l'erreur : il est préférable de passer à autre chose mais de ne pas refaire la même erreur. Les échecs et les erreurs font partie de nos vies. L'important est de ne jamais céder. Pour chaque but compté, le joueur de hockey rate énormément de lancers, mais cela ne l'empêche pas de faire de son mieux et de continuer d'essayer.

4. La médiocrité détruit l'essentiel

Il est important de grandir, de développer de la maturité, peu importe les expériences passées (bonnes ou mauvaises). Il faut toujours développer le goût du beau, du bon et du mieux-être. L'arrogance, l'orgueil, la vanité, la violence et le manque de respect ne peuvent que servir d'entrave à notre croissance personnelle. Il est important de ne pas perdre la maîtrise de soi ou encore, de perdre le contrôle pour des choses sans importance.

L'inquiétude

Le *Petit Larousse* définit très simplement le mot «inquiétude»: trouble, état pénible causé par la crainte, l'appréhension d'un danger. Il s'agit d'une définition succincte mais qui en dit long. Il m'arrive souvent en clinique de diagnostiquer des gens qui souffrent du «**cancer de l'inquiétude**».

Ce «cancer» ne se voit pas par les techniques radiologiques ou les examens sanguins utilisés normalement. Ce «cancer» crée un ravage énorme et détruit sans laisser de trace visible. Il gruge tout sur son passage: énergie, forces physiques et mentales, espoir, confiance en soi, idées positives, etc. Il débute sournoisement par une simple idée négative, anodine qui progressivement se renforce; ce renforcement est proportionnel au doute de soi.

Le but de l'inquiétude est de «bouffer» tout ce que le cerveau contient de positif et de l'éliminer en le remplaçant par du négatif. «Docteur, je vis des problèmes qui n'arrivent pas», me dirait un patient atteint de ce «cancer». Nous vivons dans une société où les gens s'inquiètent pour tout et pour rien, l'état actuel de la société est comme une parade où se succèdent crises après crises, drames après drames, guerres après guerres. Argent, santé, famille, travail, environnement, religion, tout y passe et tout est remis en question.

Certaines personnes peuvent s'inquiéter 10 minutes par jour; d'autres s'inquiètent 3 heures; d'autres 24 heures sur 24. Il existe des gens dont le mode de vie est basé sur l'inquiétude. Ces gens me diraient: «Vous savez, docteur, mes parents étaient comme cela et j'ai l'impression que c'est un problème héréditaire. Je me couche en m'inquiétant et je me lève encore inquiet. Ce qu'il y a de malheureux, c'est que je ne règle jamais aucun problème.»

L'inquiétude draine les énergies physiques et mentales. Elle provoque fatigue, irritabilité, anxiété, panique, insomnie, tension musculaire et difficulté de concentration. Somme toute, elle peut être à l'origine de multiples maladies très sérieuses parce qu'elle bouleverse le corps et l'esprit sans jamais trouver de solution.

Le «cancer de l'inquiétude» ne s'installe jamais là où il n'est pas invité à le faire. Si on lui refuse l'accès au cerveau, il n'entre pas. Cependant, si on lui donne la moindre chance de s'infiltrer, il y fait sa demeure. À ce moment-là, il se nourrit de doutes, de peurs, de l'insécurité, du manque de confiance, de la pauvre image de soi et de la perte de contrôle. Lorsqu'on perd sa place, le «cancer de l'inquiétude» nous envahit; à ce moment-là, le dialogue entre la victime et le «cancer de l'inquiétude» s'amorce. De là découle l'autodestruction, le désespoir, les idées noires, l'impossible, la déprime et souvent la maladie.

Ce «cancer» s'attaque alors au **moi**. Tandis que ce «moi» n'a plus de résistance ni de force spirituelle, émotionnelle et physique disponible, la fatigue se fait sentir. Cette fatigue se transforme en insomnie, s'ensuit la tension nerveuse. Le cercle vicieux prend ainsi naissance. Des palpitations, des essoufflements, des raideurs musculaires et de multiples symptômes signalent au mental et au physique qu'il existe un problème sérieux. On est à la recherche du médecin ou du remède miracle, mais hélas! c'est peine perdue!

La lumière au bout du tunnel

Le «cancer de l'inquiétude» se traite sans injection, sans pilule ou autres médicaments supposément miraculeux. Il ne se traite pas par l'alcool, les drogues, la mode ou l'argent. On peut blâmer ses parents, ses gènes, les autres, mais personne ne peut arriver à bout de ce «cancer», sauf soi-même.

Une personne ne naît pas inquiète: on apprend à l'être, on le devient avec la pratique et on l'entretient par la suite. **Voir une lumière au bout du tunnel** est une expression qui en dit long. Elle exprime un état d'âme qui fait en sorte que la liberté refait surface peu à peu. Il appartient à chacun de nous de la faire jaillir.

Beaucoup de gens ont peur de voir cette lumière, car ils s'attendent à ce que les autres fassent le cheminement nécessaire pour eux. C'est évident que cette lumière est différente pour chacun, car nous n'avons pas à vivre les mêmes problèmes. Mais cette lumière sert de libération: elle guide, oriente et éclaire. Nous avons tous en nous cette lumière, mais elle présuppose efforts, travail, calme, connaissance de soi, contrôle de soi et amélioration de soi.

Les gens cherchent la lumière, alors qu'elle est toujours là, il s'agit de la trouver. Lorsqu'on voit une lumière au bout du tunnel, c'est qu'on commence à voir clair dans sa vie. C'est l'annonce d'une nouvelle vie, comme une nouvelle direction qui s'offre à nous.

Lorsqu'on ne trouve pas la lumière, il ne faut jamais abdiquer ou renoncer, il faut plutôt persévérer. Cela veut dire qu'il nous reste beaucoup de travail à faire. Des petites victoires personnelles, des moments de joie plus fréquents, une plus grande paix intérieure, marquée par un désir de rechercher le calme, sont quelques signes montrant que la lumière commence à poindre à l'horizon.

L'art de composer avec l'inquiétude

1. *Une règle d'or s'impose: garder son calme.*

- Rien ne sert de s'énerver ou de paniquer; gardez votre sang-froid et espérez pour le mieux.

- Ce que vous pouvez changer, changez-le. Si vous ne pouvez pas le changer, encouragez-vous en espérant que les choses s'amélioreront. Ce que vous ne pouvez changer, acceptez-le et ne perdez pas d'énergie à maudire cette situation.

- C'est peut-être le moment de redécouvrir les vraies valeurs: le respect, l'intégrité, la dignité humaine, la foi. L'ordinateur et les grosses machines devaient changer le monde... Le moment est peut-être venu de retourner aux sources. Il ne faut pas voir les événements actuels sous leurs seuls aspects négatifs, car plus que jamais ces évévements peuvent nous redonner l'occasion de remettre de l'ordre dans notre vie privée, familiale et professionnelle. Il faut à tout prix faire place au calme et à une attitude positive.

2. Régler ses problèmes: n'attendez pas.

Cessez de sauter d'une chose à l'autre. Plus vous réglez vos problèmes, moins vous vous inquiétez. Apprenez à les régler et non à les accumuler. Le danger: «**Je ne pourrai pas.**», «**Pourquoi moi?**», «**Pourquoi cela m'arrive?**», «**C'est impossible?**» Il arrive des événements dans la vie sur lesquels vous n'exercez aucun contrôle, or c'est peut-être le moment où vous pouvez découvrir que l'Homme n'est pas la créature la plus puissante. Le seul contrôle que vous possédez sur la terre est celui que vous exercez sur vos pensées.

3. Il est normal de s'inquiéter, sauf que s'inquiéter pour des choses du passé ou des choses qui ne sont pas encore arrivées, c'est un problème.

Combien de fois, en clinique, j'ai dû traiter des gens malades d'inquiétude: inquiétude d'hier, inquiétude de demain. Ces gens se sont littéralement rendus malades pour des situations absurdes, il s'agit du syndrome des: «Que devrais-je faire?«, «Qu'est-ce qui va arriver?», «Pourquoi cela est-il arrivé? Où? Quand? Comment?» Je ne dis pas qu'une femme ne doit pas s'inquiéter de son enfant malade ou qu'un homme ne doit pas s'inquiéter de sa situation dans le cas d'un congédiement. Il est normal de s'inquiéter, mais le mieux à faire dans une situation difficile est d'avoir des pensées positives à propos d'une situation négative, c'est-à-dire d'espérer pour le mieux. «Donne-nous aujourd'hui notre pain **quotidien**», un jour à la fois, rien de plus. Hier est passé, demain je n'y peux rien.

4. *Les études en psychologie recommandent aux gens qui s'inquiètent de choisir une demi-heure par jour où ils pourront s'asseoir pour s'inquiéter des pires choses dont ils pourraient être victimes.*

On leur recommande de s'imaginer le pire; puisque c'est imaginaire, on leur demande simultanément d'essayer de trouver des solutions à leurs problèmes fictifs. Exemple: la perte d'un emploi, la maison détruite par les flammes, un voyage de plaisir qui les énerve, un manque d'argent, etc. L'important est d'habituer son cerveau à trouver des solutions. On doit procéder avec l'inquiétude de la même façon qu'on procède avec les gens, c'est-à-dire si quelqu'un vous demande une faveur mais que le temps ne vous le permet pas, vous dites **non**.

VOILÀ LE TRUC, on doit faire exactement la même chose avec l'inquiétude, on lui ferme la porte.

5. *Améliorer sa façon de penser*

• Les gens inquiets s'imaginent des dangers et ils les vivent.

• Les gens qui s'inquiètent normalement peuvent imaginer des dangers, ou s'inquiéter, mais ils ne vivent pas ces dangers.

• Les gens inquiets (maladifs) se voient dans l'impossibilité de composer avec leurs problèmes. Exemple: une personne inquiète perd son travail, or, pour elle, c'est la fin, il n'existe aucune solution.

110

- L'inquiet doit apprendre à son cerveau à réagir différemment et, par le fait même, apprend à son corps à mieux réagir.

- Le but est de corriger les idées négatives en les remplaçant par des idées positives. Dès que le corps réagit mal, la personne inquiète doit être en mesure de mettre le doigt sur la cause de son état d'être.

6. Des moyens faciles

Il existe des moyens faciles pour diminuer l'inquiétude :

- prendre des cours de relaxation ;

- pratiquer la méditation dans un contexte bien adapté ;

- pratiquer des sports qui nous conviennent ;

- s'adonner à des passe-temps ou encore, faire du bénévolat.

Je recommande à mes patients inquiets **d'essayer d'aider des gens handicapés, des gens âgés, des gens avec des problèmes plus importants que ceux dont eux-mêmes (gens inquiets) sont affectés.**

Les gens plus calmes ont parfois un meilleur contrôle sur leur vie, sont en meilleure forme physique et se sentent souvent mieux dans leur peau.

7. Apprendre à se connaître

Les gens inquiets ont parfois des comportements qui viennent stimuler ou solidifier leurs inquiétudes. Par exemple, les parents en vacances qui téléphonent plusieurs fois par jour à la maison pour s'informer comment se portent les enfants ou encore, pour vérifier telle ou telle chose 10 fois afin de s'assurer que tout fonctionne bien. Il est bien de vérifier si tout tourne rondement, mais il faut se garder de passer à l'excès.

Plus que souvent, les gens ont l'impression qu'ils vont éviter le pire en s'inquiétant, en vérifiant ou en s'informant alors que c'est faux. Pour les gens inquiets, l'action de se renseigner ne fait qu'augmenter leur inquiétude.

8. Chercher de l'aide: «Puis-je me guérir de cette mauvaise habitude sans obtenir de l'aide?»

La réponse est **oui**, mais les chances sont minces, en ce sens que cela peut prendre une vie entière pour arriver à une solution. Des spécialistes en psychologie peuvent apporter une aide précieuse aux gens qui souffrent «du cancer de l'inquiétude.» Un médecin de famille qui connaît bien son patient peut aussi y apporter sa contribution au même titre qu'un travailleur social, un psychiatre ou un ami à qui on fait confiance.

Les gens inquiets ont souvent l'impression de régler des problèmes en s'inquiétant. Ils ont le sentiment que leurs inquiétudes leur serviront de tremplin pour trouver la solution à un problème précis, alors que c'est tout à fait le contraire. **L'inquiétude est mère du doute, de la méfiance et de l'insécurité.** Ces personnes ont l'impression de diminuer le stress et la tension intérieure qui s'accumulent chez elles, en s'inquiétant. Elles sont incapables de faire le lien entre l'inquiétude et l'apparition de certains symptômes physiques (maux de tête, palpitations, insomnie, infections virales) et mentaux (angoisse, fatigue, difficulté à se concentrer, nervosité). Elles ont l'impression qu'en s'inquiétant les peurs vont se dissiper, alors que l'inquiétude demeure un très mauvais mécanisme de défense.

Refaire ses forces intérieures

Il n'est pas rare que des enseignants me demandent de parler de santé physique et mentale à leurs jeunes élèves. J'aime bien leur répéter ce que disait Cicéron, illustre politicien et orateur latin: «L'empire repose sur le foyer. Si le foyer est comme un sable mouvant, la société l'est aussi.»

Puisque l'enfant acquiert son éducation en grande partie de sa famille, il est normal, dans le contexte actuel, de se poser de sérieuses questions sur l'avenir de notre jeunesse; surtout si on regarde honnêtement la situation qui prévaut actuellement dans nos familles, **il y a de quoi s'inquiéter**.

On blâme souvent les enfants (eux aussi s'inquiètent), mais il faut bien reconnaître qu'ils ne sont que le reflet de nous, les adultes. Nous n'avons pas su prêcher par l'exemple, car nous avons omis d'enseigner à nos enfants que l'essentiel est invisible à l'œil; nous avons biaisé les vraies valeurs. Lorsqu'on base sa vie sur du temporaire, tout est éphémère et l'inquiétude est omniprésente.

En m'adressant aux élèves, je compare toujours la santé en général à une maison. Je leur dis qu'on ne peut se contenter de matériaux médiocres pour la construire, et, une fois celle-ci terminée, il faut bien l'entretenir. Chacun de nous a ses faiblesses et ses forces; on peut améliorer ses faiblesses tout en conservant ses forces.

Corriger

La prière des AA (Alcooliques anonymes) nous dit de changer ce qu'on peut changer... Mais c'est la tâche la plus difficile de notre existence. Tout en prenant les moyens pour corriger ce qui nous nuit et nous empêche de bien évoluer, on doit de façon impérative porter une attention tout à fait spéciale aux traits qui font notre force intérieure: nos qualités, nos talents, nos habiletés, nos dons, etc. Corriger ses points faibles est une chose, entretenir ses points forts en est une autre. L'être humain peut difficilement évoluer sainement s'il ne s'engage pas par rapport à lui-même à corriger les fautes qui font de lui un être vulnérable à la médiocrité.

Des gens inquiets peuvent difficilement bâtir un intérieur fort, car le doute prime sur le courage et la persévérance. Lorsque l'inquiétude domine la pensée, il est impossible pour le cerveau de générer du positif; de la même façon, il est impossible de construire une maison de brique sur une fondation en carton.

Les matériaux

Le « **Grand Patron** » (Dieu) nous a donné les outils et les matériaux nécessaires pour bâtir une maison solide et stable. Je dis aux jeunes que le choix est entre leurs mains. Il m'arrive souvent de demander aux élèves et à mes patients: «Quels sont vos plus grandes qualités et vos plus beaux talents?» À ma grande surprise, peu de gens peuvent me répondre spontanément; on doit y mettre du temps pour y penser. Selon les sondages que j'ai menés personnellement auprès de milliers d'élèves, 75 p. 100 des jeunes âgés de 14 à 17 ans (ceux qui ont répondu à mes questions) ont une pauvre image d'eux-mêmes. Que dire des adultes? Est-ce qu'ils présentent des statistiques différentes? Est-ce qu'il y a lieu de s'inquiéter? Peut-on deviner en ce qui a trait aux gens qui souffrent de stress et d'inquiétude? Tristes statistiques, lorsqu'on sait que l'humain dispose d'un cerveau aux potentiels illimités. À mes patients qui se disent inquiets et malheureux, je leur demande: «Quels sont vos buts, vos capacités et vos aptitudes? Savez-vous faire des choix, marcher, penser, parler, créer et bien manger? Êtes-vous en mesure de vous discipliner, d'avoir de bonnes habitude vie, d'aider les autres sans nuire?»

J'ai trop souvent l'impression que les gens ont tout simplement peur d'essayer; ils ont peur d'avoir peur, ce qui est pire encore. On préfère s'inquiéter, en vouloir à la vie, consommer et s'en remettre à la facilité.

Devenir meilleur

On ne devient pas professionnel, artiste, musicien, ouvrier, électricien ou cuisinier du jour au lendemain. On ne devient pas, non plus, une personne inquiète lorsqu'on pense positivement. Pour découvrir ses talents et ses habiletés, il faut d'abord mettre la main à la pâte. Trop de gens se disent incapables de faire quoi que ce soit avant même d'avoir fait la moindre tentative: ils sont vaincus d'avance. Des phrases comme les suivantes en témoignent: «**J'aimerais faire de l'exercice, mais j'ai peur que...**», «**J'aimerais cesser de fumer, mais...**», «**J'aimerais cela arrêter de m'inquiéter mais...**»

Notre société a fabriqué des surhommes et des superfemmes. La gloire, la vanité, l'orgueil et les syndromes du champion ont eclipsé la tolérance, l'humilité, la compréhension, la charité et le savoir-vivre. Tout le monde est cependant unanime à dire encore une fois: «Y a de quoi s'inquiéter!» On utilise des drogues pour améliorer sa performance, de l'argent pour acheter sa liberté, des bijoux pour embellir son apparence extérieure, la malhonnêteté pour parvenir à ses fins et du farfelu pour diminuer son inquiétude.

On ose même parler d'un monde moderne et évolué. Mais que deviennent notre santé physique et notre santé mentale? Pourquoi autant de drogues, d'alcool, de pilules et de fausses illusions? Hans Selye nous répète pourtant souvent dans ses livres: «Aide tes semblables à devenir plus humains.» Et ma mère Yvonne m'a répété pendant des années: «Quoi de plus noble que d'essayer d'aider ceux et celles qui ont moins de capacités et de talents que nous. Après tout, ce que tu donnes, ça te revient.» Les gens qui donnent peu d'eux-mêmes sont inquiets face à la vie et face à ce que l'avenir leur réserve.

Les points forts

En alimentant un talent, si minime soit-il, on ne peut faire autrement que de progresser. Il est important de considérer les critiques positives et les conseils pratiques qui nous sont offerts pour monter une marche de plus. La suffisance et la vanité peuvent cependant assombrir l'image de nos points forts; ce qui nous sortait de la médiocrité risque de nous engloutir dans l'indifférence, et c'est là le plus grand danger.

Le positif de nos points forts doit au contraire nous aider à corriger nos points faibles, ceux qui bloquent la voie à notre épanouissement total. De là l'importance de ne jamais se perdre de vue, de garder les pieds sur terre ainsi que d'être réaliste, conscient de ses forces et désireux de corriger ses points faibles, c'est-à-dire ceux qui peuvent être une entrave à notre bien-être physique et mental.

> *Une personne qui lutte ne peut être perdante, car le perdant est celui qui n'ose pas courir sa chance.*

Chapitre 7

Le stress

Le dégel

Le défi s'avère de plus en plus grand. On ne peut pas devenir un «as» ou une machine à succès au détriment de sa santé, des autres êtres humains, des animaux et des lois qui gouvernent la nature. Le Jésuite Teilhard de Chardin écrivait: «L'avenir est entre les mains de ceux qui pourront procurer aux générations de demain des motifs valables de vivre et d'espérer.» Cependant, on ne peut pas construire une société nouvelle si on ne change pas l'éducation de la génération qui nous suit. On peut parler longtemps de la qualité de notre vie, mais ce sont les années à venir qui seront déterminantes.

Le dégel qui se produit depuis 20 ans a été trop rapide, c'est un dégel qui s'est malheureusement produit de façon hâtive: liberté sans limites, technologie sans contrôle, bouleversements, libertinage, crises morales, guerres, conflits politiques et religieux, pollution démesurée, explosion démographique et j'en passe. Ce dégel n'est pas sans conséquences: ses effets secondaires et les séquelles qu'il laisse sont inestimables. La santé physique et mentale des gens est de plus en plus affectée et le résultat est bien simple: les hôpitaux sont devenus trop petits et les prisons manquent de cellules.

L'être humain devient de plus en plus conscient; il s'aperçoit que la vitesse et la course affolée auxquelles on est soumis tous les jours ont des conséquences graves, même catastrophiques. L'humain a ses limites. Cet être, à la fois si fort et si fragile, est fait d'os, d'organes, de sang et d'émotions. Il réagit à tout, il vibre à tout et il peut facilement paniquer. Avec le temps, l'humain découvre que ses limites sont vite atteintes lorsqu'il est soumis à des stress continuels.

« Arrêt — Stop »

Les enseignes «**ARRÊT**» surplombant le coin des rues ne sont pas là seulement pour nous avertir d'arrêter nos voitures. Comme on les voit des centaines de fois par jour, ces enseignes nous transmettent le message de s'arrêter. Pourtant, l'être humain prend-il le temps de s'arrêter? À regarder agir les gens, on a l'impression que ce grand cadeau qu'est la santé n'a pas besoin d'être entretenu; on a l'impression qu'il n'a pas de limites, qu'il peut fonctionner sans le moindre souci et que la médecine peut tout guérir.

Notre société est-elle en santé? La santé est un bienêtre physique, mental, social, émotionnel et spirituel. La santé s'acquiert, elle se gagne, elle demande et elle exige. La santé des gens s'améliore, mais pour 70 p. 100 de la population, elle n'est ni bonne, ni mauvaise, ni bien, ni mal: c'est une zone grise. Plus de 80 p. 100 des maladies sont le résultat de peurs incontrôlées, des stress démesurés, d'épuisement, de course au succès, de jalousie et de fatigue. Virus? Microbes? Hérédité? Mauvaises habitudes? Chose certaine, la santé est le moteur de la vie, la première loi du succès. Elle est l'essence même, le carburant, la motivation, la base de la vie. La santé ne peut se définir comme une simple absence de maladie. La santé, c'est vous. Vous êtes le centre, le pivot, la pierre angulaire de votre santé. La santé, c'est votre famille, vos amis, votre travail, votre éducation, vos croyances, vos habitudes, votre alimentation et votre foyer.

La santé, c'est encore plus que cela. La santé, c'est l'environnement, la société, les rues, les parcs, l'amour, la communauté, les voisins, la propreté, la justice, la joie et le désir d'aider ses semblables. Carl Jung écrivait: «La connaissance de soi est une science. Chacun de nous est un laboratoire. Si les choses ne vont pas dans le monde, quelque chose ne va pas chez moi.» Il est beaucoup plus facile de critiquer les choses que de les changer. Cela passe ou cela casse.

Les changements

On peut parler de pollution, mais les changements doivent se faire en chacun de nous. La santé égale l'air qu'on respire. La santé égale la propreté de son esprit, de son corps. La santé égale la beauté des gens qui nous entoure. On peut parler des pluies acides, des pesticides, de BPC, des déchets toxiques, mais la pollution extérieure n'est que la pointe de la pollution qui habite l'esprit des gens. Pourquoi? Parce que...

• STRESS	=	POLLUTION
• COURSE AU SUCCÈS	=	POLLUTION
• PAUVRE QUALITÉ DE VIE	=	POLLUTION
• MAUVAISES HABITUDES DE VIE	=	POLLUTION
• FAUSSES VALEURS	=	POLLUTION
• TECHNOLOGIE HORS CONTRÔLE	=	POLLUTION

Plus notre intérieur est pollué, plus on pollue l'extérieur, plus on pollue l'environnement. En tant qu'êtres humains, nous sommes tous touchés. Il existe plusieurs façons de polluer: l'alcoolique peut polluer son milieu familial, le travailleur frustré pollue son entourage et tout être humain peut facilement polluer son esprit par une attitude négative. Les grandes écoles nous enseignent tout ce qu'elles peuvent: français, histoire, droit, sciences, mathématiques, etc. En tant que médecin, j'ai l'impression qu'on a omis d'enseigner aux gens le respect de soi et des autres. On a placé la richesse, le succès, les biens matériels, la prospérité, le paraître, la mode avant les bases et les vraies valeurs. Chaque pays, chaque communauté, se bat pour survivre et prospérer, mais sans respect des autres et sans considération des conséquences et des dangers qui menacent les autres. Qui paie? Qui va payer? **La santé physique est importante, mais plus un homme s'élève spirituellement, plus il sait s'abaisser vers les autres sans distinction matérielle.**

Le stress = la maladie

La raison pour laquelle j'aborde souvent le phénomène du stress, c'est qu'il rend malade s'il est mal géré. Une spécialiste américaine dans ce domaine, le Dr Barbara Brown, rend le stress responsable de 85 p. 100 des maladies actuelles. Il est cependant étonnant de constater jusqu'à quel point le corps humain peut être fort et résistant. Si on examine attentivement la peau au microscope, on constate que cet organe isolant est habité par des millions de virus et de bactéries; pourtant, dans la majorité des cas, la peau des gens est saine. Chaque jour, nous respirons des virus et des bactéries virtuellement dangereux. Il y a la pollution de l'atmosphère, les pesticides, les produits chimiques et toxiques, l'ouverture toujours plus grande dans la couche d'ozone, la pollution par le bruit, etc. Il y a tellement de facteurs à potentiel pathogène que je suis surpris de constater que beaucoup de gens sont encore en santé.

La résistance

Comment développe-t-on la résistance? Est-elle héréditaire? Peut-on l'alimenter? Existe-t-il des moyens pour la mousser? Comment les gens en santé résistent-ils aux maladies? Bien sûr, on peut parler d'une «bonne» hérédité, d'une saine alimentation, d'une hygiène de vie, des exercices physiques et du repos! Ces points-là contribuent à une saine résistance. De là l'importance de souligner les conséquences physiques, neurophysiologiques et biochimiques des émotions sur la capacité et la force que possède un être humain pour faire face aux maladies. Dans la nature, il y a une force positive et une force négative. Chez l'être humain, certaines émotions perturbent la santé alors que d'autres la stimulent.

Le stress

Le stress est la réaction de l'organisme aux demandes qui lui sont faites, la réaction à une nouvelle situation ou certains stimuli suivis d'une perturbation nerveuse ou mentale. On associe souvent un pauvre état de santé au stress; or, il semble y avoir une relation directe de cause à effet. Lorsqu'on observe les changements dans une vie, on constate que les gens qui traversent des périodes de stress très graves sont plus vulnérables à la maladie.

Lors des périodes difficiles comme celles que nous traversons actuellement (chômage, récession), la tension diminue ou réduit de beaucoup l'efficacité personnelle des individus. Je me dois tout de même d'ajouter ici que beaucoup de gens fonctionnent normalement, même s'il y a de grands stress dans leur vie. C'est donc dire — comme le mentionnait le professeur Hans Selye — que ce n'est pas tant le stress qui est dangereux pour la santé que notre façon de réagir à ce stress.

Le problème

Les recherches en psychologie semblent démontrer que ce sont les émotions qui seraient à l'origine des maladies reliées au stress. Il faut cependant se dire que la tension fait partie intégrante de la vie. Devant les problèmes de tous les jours, les gens se sentent démunis, facilement découragés et, par le fait même, voient leur efficacité diminuée. Les personnes les plus susceptibles d'être malades réagissent très mal aux changements. Ce sont des gens qui tremblent de peur, qui frémissent d'anxiété, qui deviennent frustrés et qui éprouvent un sentiment de désespoir devant la vie.

Les gens qui composent bien avec le stress acceptent les changements comme faisant partie de leur vie. Ils voient ces changements comme des possibilités ou des ouvertures, et non pas comme des menaces. Ceux qui ont un contrôle sur leur vie semblent avoir une certaine maîtrise sur les circonstances entourant leur vie. De là la question : **Comment les émotions peuvent-elles affecter notre système immunitaire ou notre résistance face à la maladie ?**

Le mécanisme

Des recherches démontrent que le cerveau a le pouvoir de libérer certaines hormones qui ont une influence directe sur les globules blancs et les autres composantes du système immunitaire. Il est prouvé que ces agents chimiques font le lien entre la pensée, les émotions et notre capacité de résister aux maladies. Un passager dans un avion qui a une peur atroce de s'écraser ressent une peur physique, mais tout se passe dans son imagination. C'est dans son cerveau qu'existe le danger. Cette personne vit, dans sa tête, l'écrasement de l'avion ; dès lors son cerveau prépare le corps à l'événement. La tension artérielle augmente, les mains deviennent moites, la respiration s'accélère, le cœur palpite, les muscles se crampent... le corps est prêt. Ces mêmes hormones qui peuvent nous sauver la vie ont aussi le potentiel de déprimer notre système immunitaire et de provoquer la maladie.

Une question d'éducation

Les émotions saines favorisent la santé, comme les émotions malsaines favorisent la maladie. Beaucoup de gens, sans connaître la psychologie du corps et du cerveau, vivent en harmonie avec leurs émotions. Ils ont appris à faire le lien entre les deux forces de la nature, entre le positif et le négatif. Chez beaucoup d'individus, tout ce qui se produit actuellement pourrait se vivre de façon beaucoup plus sereine s'ils se connaissaient eux-mêmes. La plupart des problèmes actuels pourraient facilement être évités et même réglés si les gens acceptaient et utilisaient les informations qui leur sont transmises.

La famille, le gouvernement et l'école peuvent offrir des outils aux gens, mais les moyens de composer avec les stress sociaux actuels et la façon de développer des relations interpersonnelles saines sont rarement enseignés dans la famille, à l'école ou ailleurs.

Le bilan personnel

De nos jours, on dresse des bilans de toutes sortes: bilan financier, bilan social, bilan de santé. Cela me fait sourire, car, si on trace des bilans pour de multiples activités, il est rare d'entendre les gens dire: «J'ai fait un bilan personnel.» Bien sûr, on fait un bilan de ses avoirs, mais un bilan personnel, c'est une toute autre chose. **Pourquoi un bilan personnel?** direz-vous. Permettez-moi d'ajouter: Pourquoi pas? Le plus important dans la vie, n'est-ce pas l'individu lui-même? Je répète fréquemment à mes patients que si on mettait autant d'efforts à tracer son bilan personnel qu'à celui des activités qui relèvent de la finance, le monde ne serait plus le même.

La vie n'est pas facile et il va de soi que les choses ne tournent pas toujours comme prévu. Il survient des moments où la vie nous gruge, nous ronge, des moments où on a nettement l'impression que l'enfer ne peut être pire, des jours où l'on croit que tout nous arrive, que tout nous touche, que rien ne va plus. Si une compagnie a des problèmes financiers, un bilan permettra de faire la lumière sur les correctifs à apporter. Dans un même ordre d'idée, si la santé ne va pas et si les choses ne tournent pas rond, on doit faire son bilan. On se sent plus ou moins bien, on a des symptômes, des maux, des malaises. Il faut se demander: quelle en est donc la cause?

Le sommeil est touché, l'énergie manque, la digestion ne va plus, on ressent des points dans la poitrine, des maux de tête, des douleurs dorsales — bref, rien ne va plus. Il est bien évident qu'il y a un ou des problèmes. Il faut aller chez le médecin. Une série de prises de sang s'impose, de même que des radiographies, car il y a un organe qui ne suffit pas ou qui ne remplit pas son rôle. Les semaines passent et voilà que tous les examens sont négatifs. On se pose alors d'autres questions comme: où, quand, comment et pourquoi? Les symptômes sont bien présents, il n'y a rien d'imaginaire, et le plus frustrant est que les examens ne décèlent rien. Que faire? **Le bilan.**

Facteurs à considérer: un tour d'horizon

A •	**La famille**	Hérédité? La femme, le mari, les enfants? Qui est responsable?
B •	**La société**	Trop de tension, de vitesse, de changements, d'imprévus, de stress, de difficultés? Un monde froid, sans dignité et sans scrupules?
C •	**Le travail**	Insatisfaction, frustration, pression, mécontentement, surcroît de travail, trop de responsabilités?
D •	**L'alimentation**	Manque de vitamines et de minéraux, pauvre équilibre alimentaire, trop de sucre, de gras? Mangez-vous mal?
E •	**L'inquiétude**	La peur du lendemain, l'insécurité, le doute, l'incertitude, la peur de tout, la peur de rien, la peur de l'avenir?
F •	**Les défis**	Les défis amènent les possibilités, les possibilités amènent le succès, le succès est parfois en attente, l'attente peut être positive ou négative... Vos défis sont peut-être trop grands?
G •	**Les buts**	Vous avez des projets, des rêves, mais êtes-vous bien préparé pour affronter les urgences? Vos buts sont-ils réalistes ou utopiques?
H •	**Le tour**	La réponse n'est ni A, ni B, ni C... Alors, où est le problème? Est-ce vous? Qui êtes-vous? Vous voulez quoi? Vous vous en allez où? Quelles sont vos priorités? L'amour, le travail, la famille, la vie, cela veut dire quoi pour vous? Recherchez-vous un succès que vous n'avez pas su préparer?

Posséder beaucoup d'ambitions matérielles et n'avoir rien d'autre à s'offrir sont bien peu de choses. Paver la voie du succès uniquement de bonnes intentions, c'est construire un pont sans pilier au-dessus de la réalité.

La phase la plus difficile : **le bilan de soi.**

Cette étape est difficile, parce qu'elle demande une introspection, une analyse en profondeur, ce qui fait généralement frémir la plupart des gens. Je vous dresse donc un plan succinct qui vous permettra de faire le tour de la question assez rapidement.

Votre attitude

- Votre cassette mentale est-elle toujours négative ?
- Quelles sont vos ressources ?
- Vos cellules nerveuses sont-elles bien alimentées, mentalement et physiquement ?
- Êtes-vous capable de rebondir ?
- Avez-vous bâti des réserves positives ?

Une conversation avec soi

- Pouvez-vous établir un dialogue avec vous-même ?
- Pouvez-vous établir un lien positif entre vos pensées et votre agir ?
- Pouvez-vous vous voir tel que vous êtes vraiment ?
- Êtes-vous capable d'avouer vos torts et vos mauvaises habitudes et de passer à des gestes correctifs ?
- Êtes-vous capable de vous trouver des qualités ?

Êtes-vous une victime ?

- Êtes-vous victime de vos habitudes, celles qui vous font régresser, celles qui retardent votre évolution, celles qui vous rendent malade ?
- Êtes-vous victime de votre propre façon de penser, de votre manque de confiance, de votre perfectionnisme ou de votre laisser-aller ?

- Croyez-vous que tout le monde est parfait sauf vous?
- Croyez-vous que vous puissiez évaluer un être humain par ses biens, ses titres, ses occupations, ses vêtements?
- Croire de tout son être et agir de tout son être, voilà qui est vital pour parvenir au but fixé.
  La clé du succès, c'est choisir de récolter là où l'on a d'abord semé.

Un enfant

- Vous vous laissez peut-être prendre dans ce tourbillon sérieux du monde des adultes: pouvez-vous encore être enfant, rire, vous amuser, sauter, crier et pleurer?
- Avez-vous tout délaissé, famille, valeurs et amis, pour un rêve impossible?
  Il existe une réflexion qui dit que ce sont les parents et non les enfants qui sont le principal problème dans notre société.
- Qui sait? Faire un bilan peut signifier trouver la solution à son problème.
  Le courage d'affronter demain, quel qu'il soit, est une force qui ne s'achète pas et ne se donne pas, elle s'acquiert.

Le stress ou la détresse

«Le stress, **c'est la réaction de l'organisme à toute demande qui lui est faite**», nous disait le professeur Selye. Moi, j'ajoute que c'est peut-être l'art de ne pas savoir ou de ne pas pouvoir s'adapter à la vie et à ses bouleversements quotidiens. Les méthodes changent, les outils changent, mais est-ce que l'humain change? Si l'histoire se répète, c'est parce que chaque nouvelle génération refuse de lire les minutes de la dernière assemblée. Cela explique peut-être pourquoi on répète sans cesse les mêmes erreurs. Qui a raison? Qui a tort? Il n'est pas question de lancer la pierre à qui que soit, sauf que les choses évoluent à un rythme effarant: les changements, les bouleversements, la compétition, les frustrations, la course aux trophées, la course à la première place, la course contre la montre et celle contre le temps. Est-ce que quelqu'un a vu mon temps passer? On n'a jamais assez de temps. Qui ou quoi est à blâmer? Chose certaine, la vie continue. Le stress a toujours été et sera toujours là; c'est à chacun de nous de réagir. Toutefois, réduire le nombre de «**stresseurs**», c'est-à-dire de facteurs qui produisent une réaction de stress, n'est pas aussi simple qu'on pourrait le croire.

Le début des années 1960

Au cours des dernières décennies, les chercheurs ont établi diverses échelles permettant d'évaluer les efforts qu'une personne doit faire pour s'adapter à une situation qu'elle vit. Plus les changements sont importants, plus les efforts et les dépenses d'énergie pour s'ajuster seront grands. Selon l'échelle de Holmes et Rahe établie dans les années 1960, plus un événement est sérieux et incontrôlable, plus il met la santé de l'individu en jeu. Les manifestations physiques et mentales sont en relation avec les changements imprévus et incontrôlables que doit subir l'individu. Les examens sanguins et radiologiques, les électrocardiogrammes, etc., ne peuvent pas déterminer le degré de stress subi par un individu: la seule façon de le faire, c'est de se servir de l'échelle de Holmes et Rahe. Dans les années 1960, on considérait que si une personne accumulait 300 points et plus de stress en 12 mois, ses chances de devenir malade étaient de 80 p. 100 (voir le tableau à la page 128).

En 1990

Si on regarde une étude récente faite auprès de 1500 adultes (voir le tableau à la page 128), on s'aperçoit que les choses ont changé avec le temps. Cette étude américaine, réalisée auprès d'adultes de tous les secteurs de la société, nous permet de constater que les facteurs de stress sont bien différents dans les années 1990 que ceux des années 1960.

Je doute fort qu'au Canada et au Québec les résultats soient différents. Ce qui préoccupe le plus les gens, c'est l'argent et l'avenir. Je trouve désolant que la santé vienne au 4e rang, les enfants au 7e et que la préoccupation la moins importante soit l'environnement. J'en suis renversé! Donc, lorsque je dis que la société actuelle est basée sur l'argent, le paraître et l'individualité, je ne me trompe pas. Les valeurs personnelles sont remises en cause et, même si ce n'est pas une étude officielle, je trouve qu'elle reflète très bien la mentalité des gens qui peuplent la planète. On peut se demander de quelle façon la société évolue. Les choses changent-elles vraiment ? L'histoire ne se répète-t-elle pas? Un peu comme la mode, cela change, mais on jette toujours un coup d'œil à ce qui a déjà été réchauffé.

Je demeure quand même très optimiste et si l'apparence du corps est plus importante que les enfants (voir le tableau ci-dessous), j'ose espérer que, dans peu de temps, on exercera autant son esprit que son corps. **Pour réussir, il faut éprouver un désir, il faut la motivation et il faut être prêt à sacrifier des choses. Roulez vos manches, salissez-vous les mains et attendez-vous à ce que ce ne soit pas facile.**

1960		1990	
Les huit événements les plus stressants selon l'échelle de Holmes et Rahe		Voici les résultats des réponses à la question: Qu'est-ce qui vous stresse le plus?	
Événement	Valeur moyenne	Facteur de stress	Pourcentage
1. Décès d'un conjoint	100	1. Problème d'argent	58 p. 100
2. Divorce	73	2. Inquiétude face à l'avenir	42 p. 100
3. Séparation entre conjoints	65	3. Manque de temps	40 p. 100
4. Peine de prison	63	4. Santé personnelle	35 p. 100
5. Décès d'un parent proche	63	5. Santé des proches	32 p. 100
6. Accident ou maladie	53	6. Apparence physique	30 p. 100
7. Mariage	50	7. Enfants	28 p. 100
8. Congédiement	47	8. Trop de responsabilités	26 p. 100
		9. Ennui	25 p. 100
		10. Surcroît de travail	19 p. 100
		26. Problèmes sociaux, mondiaux et environnementaux	0 à 1 p. 100

L'harmonie

Le but ultime de tout être humain n'est-il pas d'apprendre à mieux vivre avec soi-même, avec les autres, avec son environnement et avec son travail? La santé est une notion globale: elle a autant trait à l'esprit qu'au corps, à la vie sociale qu'au milieu familial, à l'entourage qu'à la vie personnelle, au travail et à la réussite qu'aux loisirs, etc. Comme le dit le Dr Henri Laborit, biologiste: «C'est en apprenant au corps à vivre selon l'harmonie qui lui est propre que l'esprit pourra trouver l'équilibre qui lui fait si souvent défaut. Pas dans le corps matériel, mais dans l'esprit: c'est là que cela se passe.» Dans toutes les sphères qui sont propres à l'être humain, c'est l'équilibre qui déterminera sa stabilité, son état de conscience, son amour pour les autres, son respect pour ses semblables et sa santé psychologique, morale et physique.

La société actuelle, qui est de plus en plus urbanisée, mécanisée et «hypnotisante», soumet l'être humain à un flot d'agressions incessantes qui l'éloignent de cet équilibre. La stimulation à outrance et l'idée de la réussite sociale à tout prix font passer le paraître, l'égocentrisme et le matérialisme avant la paix intérieure et la tranquillité de l'esprit. Résultat: la majorité des gens passent la moitié de leur vie à vouloir faire de l'argent et l'autre moitié à essayer de retrouver la santé qu'ils ont perdue. Ceux qui manquent d'équilibre dans leur perception des choses et des êtres se créent une illusion du bonheur et seront toujours insatisfaits.

On doit être capable d'une certaine objectivité quant à ses désirs: si on ne sait pas se réprimander quand il le faut et être satisfait de soi-même quand on le mérite, on ne peut se considérer comme un être équilibré. De la même façon, l'esprit qui pèse les actions d'autrui à l'aide d'une balance faite de préjugés ne pourra porter de jugements équilibrés.

Une société malade

Les maux de la société moderne sont les symptômes d'un mode de vie de plus en plus malsain, et j'irais même jusqu'à dire malade. Tout cela à cause du stress? Le stress est un mécanisme d'adaptation exceptionnel qui nous permet de réagir aux situations de la vie. Il fait partie de la vie et de la biologie de l'humain. Ainsi, sans lui, il n'y aurait ni créativité ni progrès. Cependant, un niveau de stress trop élevé mène tout droit à l'autodestruction. Son niveau de stress, il faut le découvrir et apprendre à le contrôler en fonction des situations de tous les jours.

La société nous influence beaucoup. On devient si excité qu'on a du mal à s'y retrouver: on perd de **vue ce que l'on est et ce que sont nos buts et nos priorités.** Plusieurs des symptômes manifestés par les gens, dits malades, sont l'expression d'une insécurité profonde.

Progrès, excitation, frivolité, changements, l'inconnu... Dans la culture nord-américaine ultrasophistiquée, les habitants de la planète ont bien peu le temps de s'adapter, de s'orienter et de s'ajuster. À l'heure actuelle, toute structure, qu'elle soit sociale, économique ou industrielle, est basée sur les facteurs temps, vitesse et urgence. L'être humain est soumis à des forces et des stress qui dépassent tout ce qu'il a connu depuis que le monde est monde.

Notre société, qui bouge rapidement, pousse les gens à produire de plus en plus vite. Nous sommes pourtant stupéfaits et même incrédules lorsque les chercheurs nous disent que 75 à 85 p. 100 des maladies trouvent leur origine dans notre façon de vivre: les mauvaises habitudes de vie, le manque de repos, la jalousie, l'insouciance, la peur, l'inquiétude, etc. La société actuelle a oublié la maxime qui dit: «La tension permet d'aller plus vite, mais la détente permet d'aller plus loin.» Les méthodes, les outils, le temps et les époques changent, mais le cœur de l'homme ne change pas. On a cru, on croit et on veut croire que l'argent peut tout. Pourtant, ce n'est pas grâce à l'argent que tout est possible. Le pire, c'est qu'on a l'impression de ne pas avoir le choix. Or, dire qu'on n'a pas le choix, c'est déjà faire un choix.

Inutile de faire l'autruche: les pressions sont là et on doit s'y adapter. Malheureusement, tout le monde ne possède pas les ressources, les connaissances et la préparation nécessaires pour faire face aux coups durs et aux changements brusques. Souvent l'éducation, les fausses valeurs, une pauvre santé spirituelle et le manque de savoir-vivre ont pour résultat qu'on s'adapte mal ou qu'on ne s'adapte pas du tout.

Pour tenir le coup, l'essentiel est de se doter d'une bonne santé physique, mentale et sociale. C'est ce qui permet de résister aux forces qui tendent à déformer le corps et l'esprit. On apprend cela surtout dans la famille. En somme, la santé, sous toutes ses formes, repose sur nos croyances, nos principes, nos peurs, nos sentiments de culpabilité, nos qualités et nos défauts.

Un des buts de la vie est peut-être d'apprendre à vivre en harmonie avec les autres, avec son environnement et dans son milieu de travail. On pourrait aussi le résumer très succinctement en utilisant un terme cher au Dr Selye: **l'adaptation**. J'aimerais vous rappeler que la santé, prise dans son sens global, concerne l'âme autant que le corps, la famille autant que le travail, la vie intime autant que la société. Mais lorsqu'on veut obtenir du succès au détriment de sa santé, il y a un prix à payer. Ce prix ne s'évalue pas pour ce qui est de l'argent mais pour les années vécues. Trop de gens meurent prématurément ou hypothèquent leur santé pour obtenir la gloire. La gloire de quoi?

La société actuelle, de plus en plus mécanisée, robotisée, automatisée, multiplie les agressions contre l'humain. Ces agressions omniprésentes sont parfois tellement bien déguisées qu'on a peine à les discerner, mais cela ne les empêche pas de faire leurs ravages. Les stimulations exagérées axées sur le palpable et le concret, combinées au besoin de réussir à tout prix, placent le paraître et le snobisme au-dessus de la paix intérieure et des valeurs humaines. Pourtant, ce n'est qu'en apprenant au corps à vivre selon son harmonie naturelle que l'esprit peut trouver l'équilibre qui lui fait si souvent défaut. Dans toutes les sphères de l'activité humaine, l'équilibre détermine la stabilité, l'état de conscience et la santé physique et mentale. Un humaniste écrivait un jour: «Les maux de la société et de la civilisation moderne sont les symptômes d'un mode de vie qui devient de plus en plus malsain, dangereux et malade.»

Le stress est le mécanisme d'adaptation qui permet à l'être humain de réagir aux situations qu'il vit tous les jours; il fait partie de la vie d'un individu, de sa biologie. Pas de stress, pas de vie. Par contre, un niveau de stress trop élevé peut mener à l'autodestruction. Il importe donc de connaître son niveau de stress idéal, celui qui nous permet de fonctionner normalement. Cela présuppose une grande connaissance de soi; cependant, la société influence le comportement de l'individu et fait en sorte que ce dernier devient tellement excité, physiquement et psychologiquement, qu'il a de la difficulté à savoir qui il est, ce qu'il cherche et quels sont ses buts et ses priorités. À cause des progrès technologiques incessants et quasi démesurés, et des changements rapides, le stress atteint dans notre culture occidentale un niveau qui laisse peu de temps aux gens pour s'adapter, s'ajuster, se retrouver et s'orienter.

Des joies... sources de stress

Même des changements positifs peuvent provoquer un stress qui n'est pas nécessairement compatible avec la santé. Voici quelques exemples.

1. Une promotion

La personne est-elle prête à obtenir une promotion? A-t-elle tous les atouts pour remplir sa nouvelle fonction? Est-elle capable de livrer la marchandise? La charge est-elle trop lourde pour ses capacités?

2. Le succès personnel

Même s'il est fort stimulant, le succès peut rendre une personne vulnérable, la changer dans son être et son agir.

3. Le mariage

Le mariage entraîne une nouvelle adaptation et de nouvelles responsabilités pour les deux. Il est reconnu comme un changement majeur dans la table des grands événements de la vie.

4. La maternité

Les responsabilités changent; une naissance exige un ajustement de la part des parents : changement de vie, d'horaires, de disponibilité. La maternité est un événement extraordinaire, mais non sans stress.

Les urgences

Toutes nos structures sociales, industrielles, économiques ont un point en commun: **l'urgence**. Aujourd'hui, l'être humain est soumis à des forces et à des éléments stressants qui dépassent tout ce que l'humanité a connu depuis que le monde est monde. Le pire est qu'on n'a pas d'autre choix que d'essayer, de suivre le rythme et de composer avec la situation. Tout est urgent, absolument tout. Tout est pour hier, rien ne peut attendre. Il n'est pas étonnant qu'on appelle les maladies modernes des maladies du temps, de maladies de l'urgence.

Un nouveau jargon s'est introduit dans le monde médical depuis une quinzaine d'années: on parle de maladies psychosociales, de maladies neuro-immunologiques, et on dit que le stress est responsable d'un très fort pourcentage (75 à 85 p. 100) de ces maladies. Au Canada, comme aux États-Unis, un million de gens consomment des somnifères. Selon les statistiques, une personne sur cinq souffre d'hypertension; selon mon expérience personnelle, 95 p. 100 des gens souffrent de «combustion interne».

Ajoutez à cet état d'urgence perpétuel la pollution, la surpopulation des villes, la violence, la compétition à outrance, la perte de contrôle, etc., et vous obtenez un cocktail parfait pour détruire la santé physique et mentale des gens.

L'impasse

Parfois, on aurait le goût de tout quitter, de tout laisser derrière soi pour trouver la paix. Où se trouve la solution magique? La santé veut dire: harmonie du corps et de l'esprit. La maladie survient quand le stress brise cette harmonie. La maladie indique alors qu'on se trouve dans une impasse. La santé est une prise de conscience individuelle, un voyage infini, un apprentissage, une éducation qui renforce la capacité de chacun de donner un sens à sa vie. **Une personne n'est jamais complètement éduquée si elle ne se connaît pas et ne sait pas qui elle est.**

Le grand ménage

Fatigués, surmenés, vidés, exténués, nous savons tous jusqu'à quel point le stress quotidien peut peser lourd sur ceux et celles qui ont de la difficulté à le contrôler. Est-il vraiment possible d'utiliser le stress de façon positive, c'est-à-dire de l'avoir comme allié et non comme ennemi? Chose certaine, il est là: on ne peut l'éviter. Inutile de le cacher ou d'essayer de le faire disparaître, c'est peine perdue. Séminaires, techniques de relaxation, yoga, méditation, attitude positive, vacances, repos, livres, cassettes, massages, acupuncture, promenades, exercice, musique et j'en passe, le choix est énorme, la liste n'a pas de fin. Pour beaucoup de gens, il est important de faire un grand ménage dans leur maison, leur chambre, leur bureau ou même dans la remise. Il en va de même pour ses habitudes de vie! N'est-il pas plus important de faire le ménage dans son cerveau?

De temps à autre, il faut faire le grand ménage dans ses idées, dans sa façon d'agir et de voir les choses. Chaque individu a une façon très personnelle et unique de vivre le stress: ce qui est un stress pour une personne ne l'est pas nécessairement pour une autre. Bien sûr, on peut jeter le blâme sur tout le monde et trop de gens préfèrent critiquer plutôt que changer, envier plutôt qu'essayer, jalouser plutôt que courir le risque, s'enliser plutôt qu'évoluer. On choisit toujours la voie la plus facile, car changer des choses, cela implique des responsabilités, des efforts, du temps, un grain de bon sens, de l'humilité et, surtout, l'acceptation de l'idée qu'on a des points à modifier.

Les solutions miracles n'existent pas. Le meilleur exemple dont je peux me servir, c'est celui de ma mère. Aucune technique sophistiquée, aucun moyen médical, le simple fait de s'arrêter pour prier lui procurait la potion nécessaire pour contrôler son stress. Hélas! le monde moderne, dans son évolution, a laissé derrière lui la prière, ce moyen simple et, de tout temps, efficace! Pour nous, en 1995, c'est différent. Sauf que l'histoire se répète... Les techniques changent, mais l'être humain change-t-il? Le Grand Maître nous a pourtant donné et fourni des leçons simples, tellement simples, qu'il nous est difficile de les mettre en pratique... Pourtant, si on l'imitait, on économiserait une partie de la somme incroyable d'énergie qu'on dépense pour fonctionner adéquatement en présence de stress.

1. Faire comme lui... le maître

Rechercher le **C-A-L-M-E**. Apprendre à s'arrêter. Une des meilleures façons de le faire est d'observer la nature, de regarder les animaux, de regarder la beauté de cette création merveilleuse en marchant dans les feuilles ou la neige. Hélas! notre temps est trop précieux! Le seul moment où l'on s'arrête, c'est lorsque la maladie (nos maladies modernes) nous y force. Les moyens les plus complexes ne sont pas toujours les plus efficaces.

2. Il voulait humaniser

On a tendance à se prendre tellement au sérieux qu'on peut à peine sourire. Pourtant, si on pleure, peu de gens pleurent avec nous. Notre société est menée par la vitesse : tout est urgent. Cependant, si on regarde autour de nous, on constate que les balivernes, les niaiseries sont en grand nombre partout. On ose se piquer de snobisme et se prendre au sérieux. Du pain, des jeux, peu de choses suffisent pour nous procurer tant de bonheur...

3. Aider les autres

On est parfois tellement pris par son petit train-train qu'on oublie de dire un bon mot aux gens qui nous entourent. Notre esprit est intoxiqué par des milliers de petites préoccupations, tellement qu'on oublie que les autres sont là. Un geste, une offrande, un service, une parole, une pensée peuvent nous détourner favorablement du stress et de ses effets négatifs.

4. S'inspirer de bonnes pensées

Beaucoup de gens préfèrent se nourrir de négatif, bouffer des problèmes, alimenter leur cerveau d'éléments destructeurs et perpétuer l'idée que «c'est une bien triste vie!» Il est plus facile de critiquer que de louanger, de dire du mal que de dire du bien, de détruire plutôt que de construire.

En 2000 ans, est-ce que les choses ont vraiment changé? Sigmund Freud écrivait, au début du siècle, qu'il est plus facile de détruire que de construire. J'ose espérer, en tant que médecin, que les années à venir seront positivement déterminantes pour la santé mentale des gens. On mange vite, on mange mal, on ne dort pas, on vit à la course et on parle de stress... Ce n'est plus du stress, c'est un peu la détresse!

Comment apaiser les conflits

Une des grandes causes de stress dans notre société, ce sont les conflits: conflits familiaux, politiques, religieux, linguistiques, internationaux, sociaux. On dirait qu'ils sont partout et qu'ils laissent leurs séquelles partout. N'est-ce pas là un signal d'alarme? Est-ce seulement une question de pouvoir, de force et d'argent? Est-ce un signe que notre société est moralement malade? Les conflits touchent chacun de nous et usent peu à peu notre santé physique, mentale et sociale.

Ce climat de guerre continuelle et de tension qui domine actuellement — manque d'harmonie, vitesse, pouvoir, frustration, insatisfaction, absence d'amour, absence des valeurs de base — doit être remplacé par le calme, la patience, la compréhension, le temps, le partage et l'optimisme. La philosophie de vie de chaque être humain doit changer. Il faut comprendre que les conflits ne sont pas mauvais en soi. En fait, ce sont des symptômes. Ce sont des signaux d'alarme. C'est le signe qu'il est temps qu'une situation change.

Que doit-on faire pour apaiser les conflits?

- Avant tout, il faut faire la paix avec soi-même.

- Il faut développer un bon dialogue avec son entourage.

- Il faut éliminer l'envie et la jalousie, et travailler plutôt à développer ses talents.

- Il faut aider celui ou celle qui veut s'aider, tout en évitant de se rendre malade pour l'autre.

- Au lieu de paniquer, il faut apprendre à garder son calme.

- Il faut exprimer ou noter par écrit ce qui ne va pas dans sa vie et, au besoin, chercher par tous les moyens à trouver de l'aide.

- La violence ne règle rien. Il faut savoir s'en éloigner et ne l'accepter sous aucune considération.

- La prière est la plus grande forme de relaxation qui soit. Elle ne coûte rien, contribue à créer des liens forts avec nos semblables et aide à voir l'aspect positif des choses.

- Il ne faut jamais avoir peur d'avoir un bon mot ou une bonne pensée pour les autres.

- La santé sociale est l'affaire de chaque individu. La paix et l'harmonie sont deux conditions nécessaires pour y parvenir.

Les béquilles

Un autre problème qui empêche les gens d'évoluer, ce sont les béquilles. Les «dictionnaristes» définissent ce mot comme suit: appareil orthopédique utilisé en cas de fracture, d'entorse, de lésion à la jambe; bâton surmonté d'une traverse, sur lequel s'appuie une personne. Mais les béquilles dont je parle ici sont celles qu'on utilise non pas comme appareil orthopédique, mais comme **soutien mental**. Ces béquilles sont la peur, les amis, notre façon de penser, l'alcool, la drogue, les médicaments, les excuses, le travail, les obligations, etc. Mises bout à bout, elles illustrent notre refus de grandir et d'évoluer.

Malgré le prétendu support que peuvent nous procurer ces différentes béquilles, elles nous empêchent bien souvent de devenir autonomes, de marcher ou de fonctionner seuls, de nous débarrasser d'une dépendance, de nous sortir du marasme, de nous prendre en main et de voir les possibilités qui s'offrent à nous. La plupart du temps, les béquilles représentent des prétextes pour ne pas mûrir, grandir ou apprendre; des moyens de laisser aux autres le soin de nous prendre en charge; des excuses pour ne pas faire un pas de plus; un moyen de nous donner bonne conscience et de rendre les autres responsables des efforts que nous ne pouvons pas faire. Il est important de nous arrêter, de faire un bon examen de conscience et de nous demander: «Aurais-je besoin de béquilles toute ma vie pour fonctionner normalement?»

Comment marcher sans béquilles

- Il faut comprendre que, tôt ou tard, nos béquilles nous lâcheront: on se retrouvera alors seul face à soi-même. Il faut aussi bien prévenir les coups et se libérer avant d'être pris au piège.

- Pour cela, on doit croire en ses forces et en ses qualités, et comprendre qu'avec des efforts on s'en sortira. Les autres peuvent nous aider, mais ils ne peuvent pas faire le travail à notre place.

- Chaque jour, il faut viser une petite victoire, faire un pas de plus, monter une marche et, surtout, se donner le temps d'évoluer.

La désinfection

Une plaie peut être à la fois une déchirure et une brûlure de la peau, comme elle peut aussi être une nouvelle ou un événement désagréable. Dans la vie, il y a des plaies extérieures, celles qu'on peut désinfecter, mais il y a aussi les plaies intérieures, invisibles, cachées, qui sont parfois longues à découvrir et difficiles à cicatriser. Un bon exemple de plaie invisible est le stress auquel on est soumis chaque jour. Ce stress crée des lésions au détriment du conscient, et, une fois qu'on s'en rend compte, il est parfois déjà trop tard. Il est important de désinfecter, de nettoyer, de laver et d'effacer ces plaies pour permettre une guérison dans les plus brefs délais.

Comment vous guérir? Apprenez à connaître votre corps. Changez ce que vous pouvez changer. Ayez une attitude mentale positive: il y a toujours une solution. On peut pleurer un moment, mais le temps sèche les larmes et règle bien des choses.

Personne n'a d'ennemi plus terrible que son imagination, quand il considère celle-ci comme un guide.

Des interrogations sur la qualité de vie

Qu'entend-on par qualité de vie? Est-ce quelque chose qui se développe, qui s'apprend ou qui se négocie? Les gens qui ont du succès bénéficient-ils vraiment d'une meilleure qualité de vie? Santé et qualité de vie vont-elles de pair? Sinon, pourquoi voit-on parfois des handicapés physiques en fauteuil roulant afficher un superbe sourire? Et que penser de ces gens d'affaires qui réussissent bien, mais qui essaient de cacher leur tension derrière un masque superficiel?

La confusion

L'être humain a toujours confondu qualité de vie et situation financière, qualité de vie et pouvoir d'achat ou accumulation de biens matériels. Malheureusement, cette qualité de vie n'a jamais été définie en fonction de ce qu'une personne est intérieurement. En fait, aux yeux des gens, ce n'est pas tant ce que l'on est comme individu qui importe, mais bel et bien ce que l'on représente, ce que l'on fait, ce que l'on possède et ce que l'on affiche. En somme, une telle course au succès marquée par l'égocentrisme et l'orgueil mène souvent à la frustration, à l'angoisse, au désespoir et à la peur du lendemain. Voilà sans doute l'une des causes premières de la santé précaire des gens et de leur vulnérabilité.

Savoir s'accepter

Qu'advient-il de nos valeurs et de nos qualités intérieures? Pourquoi ne pas chercher à être bien dans sa peau et à s'accepter tel que l'on est? Avec ses qualités et ses défauts! Avoir une qualité de vie, ce n'est pas exiger de soi la perfection ou la poursuite d'un rêve impossible. Ce n'est pas douter de soi. Ce n'est pas chercher à épater la galerie ni entretenir l'illusion que la vraie vie est quelque chose de superficiel. Ce n'est pas non plus s'en tenir aux limites qu'on s'est imposées ni maintenir les blocages mentaux dont on est conscient.

Avoir une qualité de vie est plutôt ne jamais cesser de croire en soi. C'est plutôt changer ce que l'on peut, évoluer en fonction de ses besoins personnels, faire preuve d'une grande discipline, ne jamais cesser de s'améliorer et reconnaître que l'on est responsable de sa vie, qu'elle dépend de chacun de nous. Et pour y arriver, pourquoi ne pas écouter la voix du cœur? Pourquoi ne pas travailler sans cesse à l'amélioration de son bien-être physique et de ses valeurs personnelles?

Somme toute	On trouve	Résultats
A) Quand on est bien dans sa peau.	A) Une forme de bonheur personnel.	A) Cela se reflète sur son entourage.
B) Quand on exprime ce que l'on ressent.	B) Une satisfaction personnelle.	B) Cela donne moins d'emprise au négatif.
C) Quand on dialogue et qu'on est à l'écoute.	C) L'autre, on le découvre.	C) On comprend et on apprécie mieux les autres.
D) Quand on sourit à la vie.	D) Une joie intérieure.	D) On a le goût de la découverte et de la recherche.
E) Quand on se montre compréhensif.	E) Le respect et l'empathie.	E) On récolte beaucoup.
F) Quand on apaise ses tensions.	F) Une force qui nous conduit vers la liberté.	F) On voit la vie et les gens d'une autre façon.
G) Quand on respecte ses limites.	G) La paix.	G) On acquiert de l'expérience et des connaissances.
H) Quand on fait du sport.	H) Une meilleure oxygénation de ses cellules.	H) On a une meilleure santé globale.
I) Quand on prend le temps de s'arrêter.	I) Le calme et la détente.	I) On a ensuite une efficacité accrue.
J) Quand on lit.	J) Le savoir, la créativité et la connaissance.	J) On a une meilleure compréhension de la vie et des gens.
K) Quand on est fier de son travail.	K) Une réelle gratification.	K) On ressent une fierté personnelle: on développe sa confiance et une belle image de soi.
L) Quand on prie.	L) Une grande sérénité; on se retrouve.	L) On trouve une paix intérieure.

Quelques sources de stress

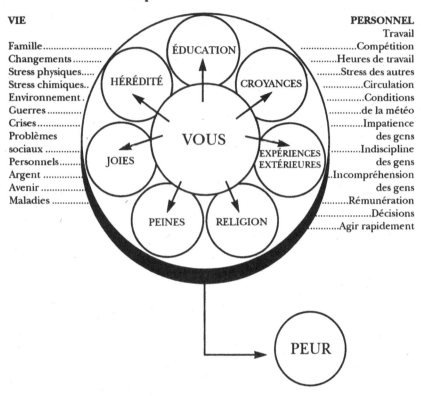

VIE

Famille............................
Changements............
Stress physiques.....
Stress chimiques..
Environnement.
Guerres..............
Crises................
Problèmes
sociaux...............
Personnels........
Argent.................
Avenir..................
Maladies.............

(cercles : ÉDUCATION, HÉRÉDITÉ, CROYANCES, JOIES, VOUS, EXPÉRIENCES EXTÉRIEURES, PEINES, RELIGION)

PERSONNEL
Travail
.....................Compétition
..........Heures de travail
.........Stress des autres
...............Circulation
...............Conditions
............de la météo
...........Impatience
des gens
............Indiscipline
des gens
..Incompréhension
des gens
..........Rémunération
.....................Décisions
...........Agir rapidement

PEUR

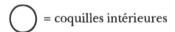 = coquilles intérieures

IMPORTANT À RETENIR:
On ne peut pas changer le monde.
On ne peut empêcher la compétition malsaine.
On ne peut empêcher ou enrayer l'injustice.
Il est impossible de tout contrôler.
On ne peut changer la «maladie de la vitesse».
On ne peut changer les autres.
Il n'y a personne de parfait.
On ne peut pas tout maîtriser.
Le bonheur ne peut se trouver à l'extérieur de soi.
Mais: on est maître de ses pensées et
on est maître de son attitude.

Chapitre 8

L'épuisement ou le « burnout »

L'alarme

Le 10 mars 1984, par un temps très froid, à 5 heures du matin, je cours à ma voiture pour chercher ma trousse médicale. C'est un cauchemar ou quoi? J'ai peine à respirer, ma pulsation cardiaque est à 148 par minute. Je n'y comprends rien. Dans mon sommeil, j'ai la sensation de manquer d'air, d'avoir les poumons dans un étau. J'ai l'impression de rêver, mais c'est bien réel. La veille, j'ai pris le dernier antibiotique qui termine le traitement de ma quatrième bronchite en trois mois. Ma bronchite est guérie, mais, pour la première fois de ma vie, j'ai l'impression que c'est la fin.

Normalement, après 4 milles de course, ma pulsation se maintient autour de 136 battements par minute, mais là, je suis étendu, censément calme, et ma pulsation est de 148. Je suis pris de panique. J'essaie de me calmer. Je me lève et vais courir dehors, car je dois m'ausculter. Que se passe-t-il? Cauchemar? Embolie pulmonaire? Myocardite? Pleurésie? Pneumonie? Je m'ausculte: c'est négatif. Je reviens. Je prends un verre d'eau chaude, je me calme et soudain, je tiens mon diagnostic: **hyperventilation**. Mon corps vient de sonner l'alarme: il est à bout, vidé, fatigué, surmené, épuisé.

La réalité

Pendant les 30 minutes qui suivirent cet état cauchemardesque, j'ai vu les 20 dernières années de ma vie passer devant mes yeux. Jamais je n'avais autant poussé mon corps. Pourquoi? Qu'est-ce que j'avais à prouver? Mes journées n'étaient jamais assez longues, je manquais de temps pour tout... surtout pour ma santé. J'étais trop profondément engagé dans tout ce que j'avais entrepris pour écouter les nombreux signaux que mon corps surmené m'envoyait. J'étais praticien à mi-temps dans une clinique médicale, consultant dans deux centres de santé et de conditionnement physique, praticien à l'urgence d'un hôpital très achalandé; je donnais des conférences sur le stress et la motivation; j'étais membre d'un groupe musical; j'étais mordu de différents sports; je voyageais souvent à titre de conférencier, d'animateur à la radio, etc. Rétrospectivement, j'ai peine à y croire: à ce moment-là, je donnais même des conférences sur le *burnout*! Les symptômes y étaient, mais je ne voulais rien voir ni rien entendre.

Les symptômes... personnels

J'étais toujours fatigué. Je devais continuellement me pousser, et tout m'était un fardeau. J'avais l'impression que la santé du monde entier dépendait de moi. Depuis mon adolescence, j'avais retenu quatre points extraordinaires de mon éducation:

1) **travailler;**

2) **aider les autres;**

3) **donner;**

4) **me faire aimer...**

Ma profession me permettait justement d'explorer à fond ces quatre dimensions essentielles à la vie. Ne voulant nullement blâmer mes parents — que j'admire —, j'avais, par mes choix, omis une cinquième dimension, celle de **l'importance de savoir s'arrêter pour récupérer.** Ambition? Orgueil? Désir de plaire? Importance de prendre sa place? Compétition? Besoin d'être reconnu? Qui dit vrai? Dieu seul le sait. Chose bizarre, en plus de la fatigue, j'avais toujours un mouchoir pas loin, à cause des sinusites, bronchites ou grippes qui survenaient cinq, six ou sept fois par année... Et que dire des gastro-entérites? Notez bien: j'avais l'impression que je m'intoxiquais avec les aliments ou que j'étais envahi par un microbe d'origine «X».

Pendant toutes ces années, mon corps tentait de me communiquer des messages, mais hélas! le mental était aussi intoxiqué, «**surstimulé**», énervé, occupé parfois à des choses très banales. Le dernier coup de grâce me fut servi par mon confrère Martin, un chirurgien, qui m'annonce, le 17 mars 1984, que la toute petite masse derrière mon oreille gauche était vraisemblablement une tumeur de la parotide et que je ne pouvais éviter la chirurgie. C'était le comble du malheur puisqu'il s'agissait pour moi de la période la plus occupée de l'année. Mais les forces physiques et mentales n'y étaient plus. Tout était une montagne insurmontable, tout était un fardeau... J'avais peine à me lever le matin, je n'avais plus aucune réserve d'énergie pour avancer. Bref, je me sentais parfois beaucoup plus mal en point que les patients qui me consultaient. J'avais souvent cette envie de leur dire: «Ce n'est pas grave ce que vous avez comparativement à...»

Qui ou quoi blâmer?

Mes parents? Non, c'est trop facile. Mes patients? Jamais, même si j'ai cru un jour qu'ils en étaient possiblement la cause. Je ne pouvais blâmer ni accuser personne. J'avais assumer mes choix jusque-là et je ne pouvais me tourner vers qui que ce soit.

Trop facile de dire: «**C'est la faute des autres.**» Heureusement, la vie venait de me servir ma première véritable leçon d'humilité. Le succès, jusqu'à ce moment-là, m'avait souri dans tout ce que j'avais entrepris: études, sports, musique, carrière, conférences, etc. Jamais je ne m'étais arrêté pour me poser la question: **Pourquoi moi?**

En cette nuit du 10 mars 1984, j'ai compris que le corps a ses limites. En homme averti, je savais très bien que, voulant ramer à contre-courant, mon cerveau me dicterait un jour ou l'autre la conduite à adopter. Il est impossible de pousser la machine sans que des dégâts se fassent sentir un jour ou l'autre. J'ai bien compris que je n'avais pas, en tant que médecin, la mission de changer le monde en ruinant ce que je possédais de plus précieux: **MA SANTÉ**. On peut aider les autres mais pas les changer. On peut les aider à s'améliorer, mais on ne peut pas chausser leurs souliers. La crise que j'ai dû affronter m'a clairement démontré qu'il était impératif de changer. C'est ce que j'ai fait.

Une américaine âgée de plus de 80 ans écrivait un jour: «Si je devais revivre ma vie, je prendrais le risque de faire des erreurs, je prendrais moins de choses au sérieux, je m'inquiéterais moins, je me ferais une meilleure idée des autres et de moi-même. J'essaierais d'être créative, de moins vivre dans la peur, de donner plus d'amour, de moins baser ma vie sur la routine et les biens matériels et de moins vivre pour le paraître. J'aurais peut-être davantage de problèmes, mais j'aurais moins de problèmes imaginaires; je profiterais du moment présent plutôt que de vivre des années à l'avance». Quelle superbe philosophie! Mais je ne suis pas convaincu que nos jeunes gens d'aujourd'hui fougueux, remplis d'espoir et obsédés par le succès soient en mesure de l'apprécier. En tout cas, moi, je dois être sincère, en disant que je n'étais pas, en 1984, adepte de cette philosophie.

Qu'est-ce que le *burnout*?

Le mot *burnout* ne représente vraiment rien de neuf, mais il tient mieux compte de la société actuelle. Il y a 40 ans, lorsque ma mère, qui avait 11 enfants, se rendait chez le médecin parce qu'elle était fatiguée, on lui disait qu'elle était dépressive. Elle qui travaillait 16 à 18 heures par jour, sans appareils électriques sophistiqués et en ayant très peu d'argent... Allons donc!

Depuis 1970, le phénomène du stress a pris beaucoup d'ampleur; les gens souffrent de plus en plus d'insécurité et d'angoisse, et cela les rend plus vulnérables. Le *burnout* est le reflet d'un épuisement généralisé — physique, mental et émotionnel — qui se traduit par une fatigue importante, un dégoût pour le travail, une perte d'intérêt pour les autres et pour toute forme de responsabilité. C'est le syndrome de l'écœurement total (ce n'est pas une maladie); il en résulte une image négative de soi-même, de la vie, du travail, bref, de tout.

Le *burnout* est le lot des gens qui portent le poids du monde sur leurs épaules, de ceux qui en font trop par rapport à leurs capacités physiques et mentales, qui prennent trop de responsabilités, s'imposent trop de défis, se fixent des objectifs irréalistes, prennent tout à cœur, sont trop vulnérables à tout ce qui se passe autour d'eux et fournissent l'effort d'un moteur de 200 forces, alors qu'ils en possèdent un de 100 forces.

Le *burnout* le syndrome de ceux qui ne veulent rien déléguer, des gens trop responsables; ceux qui croient que l'usine, l'hôpital, la compagnie, l'entreprise, les services sociaux, la ville et le gouvernement dépendent d'eux seuls. Il est aussi un peu le syndrome du «bien bon monde» qui s'oublie pour ne penser qu'aux autres. Enfin, il est le syndrome des gens qui donnent beaucoup, mais reçoivent peu et, trop souvent, de ceux qui voient trop grand et dont la vie manque d'équilibre et d'harmonie. Du moins, c'était mon cas.

Qui est susceptible d'être en *burnout*?

Vivre un *burnout* peut arriver au père ou à la mère de famille, au curé, à la secrétaire, au journalier, au dentiste, à l'enseignant, au directeur, au gérant, à l'infirmière, au psychologue, à la travailleuse sociale et même au médecin... La jeune mère de famille qui veut combiner mariage, carrière et famille, et qui veut tout accomplir à la perfection, devient une cible évidente pour l'épuisement.

À un moment donné, on a tout mis sur le dos du travail: image négative du travail, attitude négative au travail, attentes trop grandes à l'égard du travail, ambitions irréalistes, sacrifices de ses besoins au profit du travail. En fait, on a blâmé le travail parce qu'il était le dernier à être affecté dans la liste des symptômes et des conséquences négatives du *burnout*.

Le travail peut contribuer à l'épuisement, mais il n'est pas le seul facteur responsable. Il faut aussi considérer la personnalité de l'individu, son éducation, ses expériences passées et actuelles, ses buts, son idéal, son entourage, son environnement, les pressions sociales, ses obligations.

Une personne peut avoir beaucoup de succès au travail en y investissant 90 p. 100 de ses énergies physiques et mentales; une autre y mettra autant d'efforts mais sans succès. Certains n'ont que le travail comme source de valorisation; ils ont un idéal précis et se croient indispensables. D'autres délaissent la famille, les amis et le sport au détriment du travail.

Quelqu'un qui souffre en silence, qui ne dit jamais non, qui s'arrête seulement à ses erreurs, qui doit tout faire à la perfection, qui ne demande jamais d'aide, qui doit se faire aimer de tout le monde, qui se sent toujours insatisfait, qui ne prend jamais de vacances, qui ne parle jamais de ses problèmes, qui endure tout en silence, qui n'est jamais applaudi, qui n'est jamais récompensé de ses efforts, qui s'en demande toujours plus qu'il peut en faire, c'est quelqu'un qui peut se vider en peu de temps.

Résultat = épuisement

Une personne qui, en moins de 12 mois, divorce, déménage, change de partenaire et de travail peut aussi s'épuiser très vite. D'une autre façon, quelqu'un peut s'épuiser avec le temps. Prenons par exemple une personne qui, pendant 10 ans, travaille avec acharnement en espérant obtenir un nouveau poste, en ne comptant pas ses heures et en donnant tout ce qu'il peut, cela sans recevoir le soutien de son entourage, sans être récompensé et sans jamais recevoir de compliments et qui, en bout de ligne, se fait faucher son poste. Dans le même esprit, si un être traverse des situations difficiles et vit des tensions excessives, s'il remet sa vie en question ou se sent insatisfait dans son travail sans y voir d'issue, les symptômes du *burnout* apparaîtront.

Personne, à l'heure actuelle, n'est à l'abri de l'épuisement. Toutefois, pour ne pas s'enlever la possibilité d'agir, il faudra procéder par étapes; identifier les symptômes d'abord, puis poser les gestes nécessaires pour retrouver sa santé et une vie équilibrée. L'individu qui a épuisé toutes ses réserves physiques et mentales ne se sent plus en mesure d'occuper son emploi ou se sent inapte à poursuivre ses activités professionnelles; il n'a d'autre choix que de faire volte-face et de passer aux actes, c'est-à-dire de changer presque du tout au tout.

Les symptômes généraux

Psychosomatiques

- Maux de tête
- Rhumes
- Fatigue rapide au travail
- Gastro-entérites
- Étourdissements
- Difficulté à faire des efforts

- Problèmes digestifs
- Grippes à répétition
- Malaises fréquents
- Examens de laboratoire négatifs
- Fatigue au réveil

Émotionnels

- Apathie
- Instabilité
- Besoin de s'étourdir
- Inquiétude
- Difficulté à se concentrer
- Réactions impulsives

- Tristesse
- Exagération au travail et dans les sports
- Fuite devant les problèmes
- Nervosité importante
- Fatigue mentale

Sociaux

- Solitude
- Sorties limitées
- Amitiés rares
- Difficulté à supporter son entourage tant au travail qu'à la maison, parfois même l'hygiène personnelle est déficiente

- Isolement
- Irritabilité

Occupationnels	
• Manque de confiance en soi	• Stagnation
• Manque d'efficacité	• Refus d'aller au travail
• Créativité nulle	• Impatience
• Sentiment de culpabilité	

Autres facteurs	
• Les demandes des autres	• Ses propres exigences
• Vouloir trop en faire	• Vivre trop de changements en même temps
• Vouloir toujours produire	• Être compétitif
• Gagner	• Se dépasser
• Être le numéro un	• Etc.

Peut-on s'en sortir ?

La réponse est simple, nette et précise: « **Oui**». Par contre, il n'existe ni solution, ni remède miracle, ni potion magique, ni injection miraculeuse, ni traitement instantané. La seule façon de s'en sortir est de se regarder dans un miroir et de changer les choses qu'on peut changer et qu'on se doit de changer.

Les psychologues, les médecins, les psychiatres et les autres professionnels de la santé peuvent vous conseiller, mais ils ne peuvent pas vous changer sans votre vouloir. **La solution ultime se cache en vous.** Ne demandez pas aux autres de changer, **c'est à vous de le faire.**

La personne qui rééquilibre sa façon de penser, de voir la vie, d'agir, de fonctionner, change en même temps sa vie. Lorsque la personne rééquilibre ses forces intérieures par le calme et la paix intérieure, sa vie change totalement; le jour où vous décidez de vous prendre en main et de changer, votre vie prend un tout autre sens. Voici quelques stratégies qui vous porteront fruit.

Relaxez

- ˙Arrêtez de courir.
- Écoutez votre corps.
- Calmez vos nerfs.
- Refaites vos énergies.
- Cessez de vous prendre au sérieux.

> ***Vous avez tous les tranquillisants qu'il vous faut dans votre corps et dans votre esprit, utilisez-les.***

Évitez

- De vivre trop de changements à la fois, cela demande trop d'énergie.
- Ne mettez pas tous les œufs dans le même panier, établissez un juste milieu.
- Équilibrez votre vie de famille, votre travail et vos loisirs.

> ***Accordez-vous des moments pour réfléchir et refaire le plein.***

Développez

- Une attitude positive.
- La fatigue ruine vos énergies et vous éloigne de la réalité.
- Donnez un sens à votre vie, à votre travail, à ce que vous êtes.
- Remplissez votre cerveau d'idées qui vous feront avancer.
- Évitez la dépendance aux médicaments, à l'alcool, à la surstimulation mentale.

> ***Apprenez à vous faire confiance.***

- La consommation déficiente de fruits et légumes.
- Le cholestérol.
- Les sucres.
- Les graisses.
- Les repas pris à la sauvette.
- Le café, les stimulants, le sel.
- Les excès sont la source de bien des maladies modernes : diabète, hypertension, obésité, angine de poitrine.

Inspirez-vous

- De lectures.
- De guides.
- De gens qui peuvent vous aider à cheminer.
- Évoluez.
- Grandissez.
- Apprenez.
- Servez-vous de la vie, de son potentiel pour découvrir les vraies valeurs et la vraie signification du succès.

> **Apprenez à vous respecter, à respecter vos limites.**

Exercez votre corps

- C'est une bonne action, mais sachez aussi le faire pour votre esprit.

Un nouvel équilibre

Rééquilibrer son intérieur, c'est :

- Reconnaître que la perfection n'est pas de ce monde.
- C'est s'améliorer.
- Se connaître.
- Cesser de courir dans tous les sens.
- Éviter les surcharges physiques et mentales.
- Avoir d'autres valeurs que l'argent et le matériel.
- Être capable de s'aimer.
- Changer sa routine et ses valeurs.

Voici d'autres consignes :

Changez vos habitudes

- Contrôlez vos inquiétudes.
- Contrôlez vos peurs.
- Contrôlez vos faiblesses.

> **Grandissez, mûrissez et apprenez à vous tenir debout.**

Ne laissez aucune place au négatif

- Développez une attitude qui vous permette de penser, de créer, de dire oui ou non.
- Vous êtes libre de contrôler ce qui vous dérange.
- Vous êtes libre de vous calmer pour choisir.

> **Utilisez cette liberté.**

La méditation est importante

- Accordez-vous des temps d'arrêt pour réfléchir et vous orienter.
- Tracez-vous un bilan personnel et faites le ménage de vos valeurs.
- Distinguez ce qui est important de ce qui ne l'est pas.
- Faites le ménage dans votre vie.

> **Améliorez votre façon de penser et de voir les événements.**

Exercez votre mental

- Parlez-vous, entraînez-vous à faire la paix dans votre esprit.
- Apprenez à être un bon *coach* (pour vous).
- Entourez-vous de bons amis.
- Apprenez à leur parler et développez de bonnes relations avec eux.

> *Ne faites que la moitié de toutes ces actions*
> *et cela ira mieux.*

> *C'est souvent dans l'obscurité de nos jours les plus*
> *sombres que notre esprit atteint son niveau de conscience*
> *le plus élevé.*

Chapitre 9

Les motifs à l'action — la motivation

On se pose souvent cette question: Pourquoi certaines personnes semblent tout avoir: la santé, le bonheur, le succès, l'argent, la joie de vivre, le sourire, la paix intérieure, etc.? On a l'impression que tout leur est tombé du ciel et que tout ce qu'elles veulent, elles l'obtiennent.

Quel est le secret ou la potion magique d'une personne qui paraît toujours être en santé, qui obtient du succès sans faire d'efforts, qui semble toujours profiter de la vie au maximum et qui est toujours désireuse de connaître, d'apprendre, de monter une marche de plus, de mordre à pleines dents dans la vie? Pourquoi certaines personnes sont-elles aussi choyées par la vie comparativement à d'autres?

Le mot «**motivation**» a une consonance très positive à mes oreilles. *La motivation.* Toutefois, lorsqu'on regarde sa définition, on reste quelque peu sur notre appétit, car la définition du dictionnaire est trop simpliste pour vraiment cerner la vraie signification de ce terme qui est en soi énergisant et plein de vie.

Pour être motivé, il faut d'abord désirer quelque chose; il faut avoir une idée en tête, un but à atteindre, un rêve à réaliser et à combler. La motivation commence toujours par un désir, le désir de changer quelque chose pour améliorer sa vie ou son état d'être. Il est inutile de

155

penser au changement ou à l'amélioration s'il n'y a pas de motivation, car elle constitue le point de départ du mouvement, de l'action. La motivation est à la base du succès personnel; elle est le moteur de l'initiative et du risque. Rien ne se réalise dans la vie sans la motivation.

Un des problèmes majeurs dans la société actuelle est que les gens craignent de poursuivre leurs rêves de peur que leur projet avorte. On devrait alors plutôt parler de «démotivation», car on se laisse démotiver par tout ce qui nous entoure. D'ailleurs, le mot «démotivation» veut malheureusement dire: vivre dans le négatif. On espère réaliser ou entreprendre des actions, mais toujours avec le sentiment que cela ne fonctionnera pas. Ainsi, j'ai l'impression que les gens ont peur d'essayer. **Point de motivation, point de concrétisation.**

La motivation avec un grand M est le guide, le moteur qui conduit une personne à réaliser son but. On est fort, de nos jours, à motiver ses équipes de hockey ou de baseball préférées, on ne manque pas d'énergie lorsque vient le temps d'encourager son athlète ou son artiste préféré, mais qu'en est-il de l'automotivation? Où sont les énergies qui nous permettent de monter une marche vers une vie mieux équilibrée, vers un meilleur état de santé et de bien-être? **Si les gens mettaient autant d'énergie à se motiver positivement qu'ils en mettent à nourrir leur estomac ou à encourager la compétition au hockey, la société serait drôlement différente.** La seule différence entre ces actions est que motiver les autres ne requiert pas le besoin de se regarder seul, face à face, devant un miroir; encourager les autres ne demande pas le courage de discuter honnêtement avec soi-mêmes.

La motivation est un terme populaire et à la mode de nos jours surtout en ce qui a trait au domaine de la vente ou encore au domaine financier. Bref, la motivation va presque toujours de pair avec l'attrait pécuniaire ou matériel. Mais la motivation qui m'intéresse n'est pas celle qui est prêchée dans les livres, les cassettes, les conférences, etc.; non, la motivation à laquelle je fais allusion est celle que l'on doit utiliser pour grandir.

Personne ne naît motivé; la motivation se développe et s'apprend. Elle donne l'élan, elle constitue une force nécessaire pour continuer. Autant la peur démotive et empoisonne, autant la confiance est potentialisée par une démarche positive. Autant la motivation construit, autant la démotivation détruit. La motivation positive mène au succès; la motivation négative mène à l'échec.

Facile, non !

Une motivation orientée vers l'accomplissement du bien, du beau et du bon permet de réaliser, d'acquérir et d'obtenir l'impensable. Elle devient une source de pouvoir et d'énergie permettant à quelqu'un l'accessibilité à la santé, à la richesse intérieure et à un contrôle harmonieux sur son entourage.

Évidemment, parfois la vie fait très mal. Elle nous gruge, elle nous ronge et elle est sans merci. Mais perdre ce désir de changer des choses est perdre l'essence même de la vie. Il est primordial de toujours garder en tête que c'est en plongeant à plein dans l'action que l'on parvient à entraîner la motivation.

La motivation détermine l'attitude; il s'agit d'une règle naturelle de la vie. De ce fait, lorsqu'on change son attitude, tout autour de soi peut changer. Les idées donnent naissance à des possibilités. Le secret de la réussite est de comprendre que tout ce qui existe autour de nous a germé dans la tête de quelqu'un. Toutefois, rien ne se réalise sans **motivation**.

Ce que demande la motivation

- **S'examiner.**
- **Tenir une conversation honnête avec soi-même.**

Aspirer à la réussite tout en étant disposé à agir dans le sens qui nous convient afin d'y parvenir.

- **Un esprit positif.**

Pour alimenter la confiance et trouver des solutions.

- **Un esprit ouvert.**

Devenir un «**ACE**», c'est-à-dire: **A**pprendre, **C**omprendre et **É**voluer; apprendre à écouter, à regarder et accepter les lois du changement.

- **Un désir de progresser et de grandir.**

Pour éviter la stagnation et enfin s'accomplir.

- **Cesser de se fier aux autres.**

Faire quelque chose pour soi.

- **Observer ceux qui ont du succès dans la vie et les imiter.**

Apprendre par les succès ou les échecs des autres, profiter des erreurs des autres afin de ne pas les répéter.

- **Être comme un enfant et s'émerveiller devant la magie et les beautés de la vie (c'est-à-dire ses côtés positifs).**

- **La simplicité, une petite victoire tous les jours.**

La motivation se fait par des moyens, des idées, des projets simples.

- **Ne jamais se sous-estimer ou se voir plus petit que les autres.**

- **Ne pas jalouser ou envier les autres et se sous-estimer.**

Ces trois éléments destructeurs représentent le négatif et nous mènent à notre perte.

- **Ne jamais se culpabiliser ou s'autodétruire pour une erreur commise.**

Mais plutôt se servir de cette erreur pour grandir et ne pas la répéter. (En devenant plus fort que la difficulté, on finit par en venir à bout.)

- **Observer les gens qui se sortent des difficultés majeures de la vie, ceux qui veulent vivre, car on apprend des autres.**

Une vie qui n'est pas remplie d'une satisfaction intérieure est vide de sens extérieur. De là l'expression : « Les difficultés extérieures sont des meules qu'utilise la vie pour nous polir l'intérieur. »

- **Être conscient des petits « motivateurs » de la vie : un geste, une parole, une bonne pensée, une chance, une possibilité, un regard, une occasion favorable, une porte qui s'ouvre, etc.**

« L'homme qui réussit sait à quel moment saisir l'occasion et agir en conséquence. Il va même plus loin, il crée des occasions. »

Ne pas attendre

La motivation est une turbine à fabrication d'énergie puissante qui permet à l'être humain de se réaliser, d'une part, et de réaliser ce qu'il désire, d'autre part. Une des pires maladies que je constate en clinique est la « maladie de la **démotivation** » : celle qui stagne, qui crampe, qui immobilise, bref, qui paralyse ; celle qui mène littéralement à rien et qui conduit au néant cérébral.

On se démotive sous prétexte que la vie est terriblement difficile, qu'elle est injuste (en effet, elle — la vie et les gens — l'est très souvent), que les politiciens sont incompétents, que la société est en péril, que l'avenir est sombre, etc. Toutes les excuses et les raisons sont bonnes, valables et justifiées pour alimenter la démotivation.

Rien ne s'accomplit sans la motivation, rien ne se fait, rien ne se crée, rien n'avance sans le désir de s'améliorer ou de changer. Beaucoup de gens sont motivés à vouloir entreprendre des projets, sauf qu'ils ne passent jamais à l'action. Ils sont anesthésiés par des : « **J'aimerais** », « **Je devrais** », « **Il faudrait bien** ». Or, lorsqu'on est branché directement sur une attitude stagnante ou encore qu'on est guidé par elle, on meurt avec «**J'aurais dû**». Il n'existe aucune magie, aucun mystère lié à ce désir; il s'agit de vouloir, d'oser et, au moins, d'essayer. La démotivation mène vers les «**Je ne peux pas**» et les «**C'est impossible**» de là l'expression: «**On devient souvent ce que l'on veut devenir.**»

Si seulement les gens savaient que ce ne sont pas les pilules, les drogues, l'alcool ou les sports qui peuvent les faire passer du «**J'aimerais**» et «**C'est impossible**» aux actions comme «**Je peux**» et «**Je fais**». Cependant, lorsque le mental est habité par la démotivation, il est difficile de s'orienter vers un mieux-être. Peu de choses se réalisent par la démotivation et c'est peut-être une des raisons qui expliquent que les cabinets de médecin et les hôpitaux débordent de gens malades. Or, la science médicale réussit toujours à trouver une raison pour expliquer une maladie, mais elle oublie le fait que la démotivation peut être la source de bien des maux.

Les mots (ou maux): «**Cela donne quoi**», «**Pourquoi essayer**», «**Cela mène à rien**» et «**Je ne peux pas**» sont monnaie courante dans le discours quotidien des gens. Au lieu de dire «**Cela va mal**» ou «**C'est épouvantable**», on pourrait donner une autre signification ou orientation en disant: «**Cela va changer**» et «**Ce qui se passe est pour le mieux**».

Tant et aussi longtemps qu'une personne utilise des «**J'aimerais**», rien ne se réalise.

J'aimerais :

- être plus en forme;
- avoir du temps pour moi;
- moins en faire;
- arrêter de m'inquiÉter;
- me sentir mieux dans ma peau;
- faire des voyages;

- surveiller mon alimentation;
- jouer un instrument de musique;
- faire un meilleur usage de mon temps;
- que les gens me comprennent;
- que l'entourage soit plus humain.

La personne qui s'abreuve continuellement de «**J'aimerais**» et de «**Je devrais**» s'enlise vers un état de paresse physique et mental qui se solidifie chaque jour au point que cette paresse peut devenir chronique. Une fois cette chronicité bien établie, on a affaire à la stagnation: plus rien ne bouge.

Le tableau de la motivation

Depuis plus d'une dizaine d'années, j'utilise un tableau de la motivation pour venir en aide aux patients qui justement manquent de motivation. J'ai mentionné au début de ce chapitre que, dans la vie, il existe des éléments (mots, gestes, événements) qui peuvent motiver celui ou celle qui veut vivre et participer à la vie. J'ai aussi mentionné que la motivation équivalait à ne pas se sous-estimer, à ne pas jalouser, mais aussi à s'édifier, à construire, à regarder les solutions, à imiter les gens qui possèdent une conscience collective. Bref, il s'agit de profiter et d'utiliser les petits «**motivateurs**».

La vie est une série d'événements qui se succèdent les uns les autres et elle n'existe pas sans ces «**MO**tiva**TEURS**» — MOTEURS. Pour démarrer ces différents **moteurs** de la vie, chaque personne a besoin de:

```
                      CLEFS
```

ET POUR TROUVER LA

```
             CLEF DU BONHEUR,
```

CHACUNE DOIT CRÉER SON PROPRE TROUSSEAU.

Il ne faut jamais attendre après les autres pour obtenir des **clefs**; il ne faut jamais attendre non plus que la vie nous fasse des cadeaux; par l'alcool, les futilités et le superficiel, on ne peut pas réussir à monter **son propre trousseau**. Chaque personne doit faire sa chance, prendre sa place et puiser dans son mental pour y retrouver les **modèles de clefs** requis pour mettre les **moteurs** en marche.

Donc, pour trouver la

CLEF,

---

il faut:

- se connaître;
- savoir ce qu'on veut;
- connaître ses priorités;
- connaître ses besoins;
- savoir où l'on va;
- écouter;
- observer;
- connaître ses valeurs;
- connaître les autres;
- avoir le sens des vraies valeurs;
- devenir un «**ACE**» (**A**pprendre, **C**omprendre, **É**voluer);
- dépasser la médiocrité;
- se douer de ténacité;
- ressentir de l'amour;
- comprendre les autres;
- être déterminé;
- savoir rêver mais aussi agir;
- développer la foi;
- faire confiance à la vie;
- éliminer la routine;
- éliminer l'inquiétude;
- etc.

J'ai toujours enseigné à mes patients que rien n'existe dans la vie sans efforts et sans le désir d'agir. Agir, c'est porter une action afin de faire évoluer les choses soit par un geste, soit par une parole, soit par une pensée ou autre. Je prends toujours la peine de spécifier que si cette action doit porter fruit, il ne faut jamais brusquer les choses et surtout il ne faut pas s'attendre à ce que la réaction soit immédiate. Voilà où les gens abandonnent. Puisque nous vivons dans le siècle de la vitesse, lorsqu'on parle de motivation, dans le désir de changer des choses, la vitesse, en ce qui concerne les résultats, ne fait pas partie de l'équation. Les actions que l'on porte ne sont pas toujours calculées, c'est-à-dire qu'elles se font parfois tout à fait naturellement (exemple: suivre les pas d'une personne qui a du succès, suivre l'enseignement du Créateur, copier les bonnes habitudes des parents). C'est d'autant plus gratifiant que ce comportement élimine des barrières qui, autrement, retarderaient le désir de grandir et d'être bien dans sa peau.

Il m'arrive (au moins 7 fois sur 10) de demander aux patients de me décrire la façon dont ils se motivent, pourquoi ils le font et quand ils le font. À ma grande déception, la majorité d'entre eux ne savent peu ou pas de quoi je parle, ils n'ont aucune espèce d'idée du pourquoi ils devraient être motivés en dehors de ce qui les concerne personnellement: le matériel, les biens de la terre, le superficiel; tout ce qu'on peut acheter, vendre et toucher, etc. Lorsque je leur parle d'efforts et de compréhension, de se connaître et d'opter pour le positif, j'ai l'impression de leur décrire une maladie bizarre qui ne les concerne pas. À l'aide de mon tableau de la motivation (pages 161 et 162), je leur fournis des idées, en prenant soin de leur dire que personne, sauf eux-mêmes, ne peut inventer ni fabriquer des **clefs**. De par ma profession, j'aide les autres dans la fabrication des **clefs** (par des idées, des conseils), mais je ne les fabrique pas moi-même pour leurs besoins, c'est utopique de penser le faire.

On développe la motivation en toute simplicité, sans grande théorie ou sans grande planification, mais en se basant sur des moyens disponibles à quiconque veut s'en servir. Il faut d'abord arrêter de songer et de penser aux **«Je devrais»**, **«Si je pouvais»**, **«J'aimerais»**, **«Ils sont chanceux»**, **«J'attends qu'on me découvre»**. Ensuite, on passe à l'action :

- trouver des portes de sortie ;
- voir des possibilités ;
- arrêter de jouer au martyr ;
- cesser de se plaindre ;
- se tenir debout ;
- se bâtir des plans d'action.

Un des plans d'action que je conseille aux gens est celui du **calendrier de la motivation**. Il est basé sur le fait d'accomplir, au moins une fois dans le mois, une action qu'on n'a jamais l'habitude de faire, de façon à créer de bonnes habitudes. Si une personne ne marche jamais, je lui suggère d'aller marcher 30 minutes, au moins une journée dans le mois. De la même façon, si quelqu'un a la mauvaise habitude de toujours critiquer, je lui demande de choisir une journée dans le mois où il n'aura que de bonnes choses à dire de la société et des gens en général. Normalement, je donne quelque 10 à 15 idées aux gens et je leur laisse la liberté de remplir le calendrier du mois à leur guise, selon ce qu'ils ressentent, ce qu'ils désirent ou ce dont ils rêvent.

Voici un exemple des idées dont je leur fais part.

CALENDRIER DE LA MOTIVATION						
1	2	3	4	5	6	7
8	9	10	11	12	13	14
15	16	⟶				⟶
		⟶				⟶
		⟶				

JOUR 1   Je ne mange jamais de légumes.

Aujourd'hui, je vais en manger au moins trois.

JOUR 2   Jamais je ne dis du bien de personne.

Aujourd'hui, je vais faire exactement le contraire.

JOUR 3   Aujourd'hui, je m'efforce de découvrir une nouvelle chose.

JOUR 4   J'ai toujours l'habitude d'envier ou de jalouser les autres.

Aujourd'hui, je ferai un effort pour les comprendre au lieu de les envier.

JOUR 5   Je ne marche jamais.

Aujourd'hui, je ferai une marche d'au moins 30 minutes.

JOUR 6   Je n'ai jamais l'habitude de saluer les gens.

Or, une journée dans le mois, je vais saluer les gens que je rencontre.

JOUR 7   Je n'ai jamais l'habitude de lire des choses positives.

Or, aujourd'hui, je lirai au moins une heure sur un sujet positif.

JOUR 8   Aujourd'hui, je fais des efforts pour me parler positivement et voir les bons côtés de la vie.

JOUR 9	Pendant 24 heures, je refuse d'écouter ou d'entendre les gens qui parlent négativement.
JOUR 10	Je n'ai jamais l'habitude de parler des choses qui me tracassent.
	Mais aujourd'hui, je vais m'ouvrir à quelqu'un en qui j'ai confiance.
JOUR 11	J'ai la mauvaise habitude de boire et de fumer tous les jours.
	Pendant 24 heures, je ne toucherai ni à l'un ni à l'autre.
JOUR 12	Aujourd'hui, je regarde les avantages que m'apporte mon travail.
	Pendant 24 heures, je ne critiquerai pas mon travail.
JOUR 13	Je regarde toujours les autres négativement.
	Mais aujourd'hui, je ferai tout mon possible pour voir le côté positif des gens qui m'entourent.
JOUR 14	Je fais des efforts pour rencontrer des gens, engager des conversations, faire de nouvelles connaissances.

Je vous laisse le loisir de remplir le calendrier.

JOUR 15 _____

JOUR 16 _____

JOUR 17 _____

JOUR 18 _____

JOUR 19 _____

JOUR 20 _____

JOUR 21 _____

JOUR 22 _____

Une personne qui se motive sans arrêt, par des choses simples, accumule des petites victoires. Elle sera en mesure de vaincre la négativité qui est si omniprésente de nos jours et, par le fait même, trouvera dans la **motivation** le meilleur antidépresseur qui soit.

Le témoignage de Julienne

«Je suis heureuse d'apporter mon témoignage et chanceuse aussi de pouvoir le faire. Sans la **motivation** qui me fut prodiguée à une certaine période de ma vie, je ne pourrais vous tenir des propos aussi positifs.

«Quand je me présentai au bureau de Gilles Lapointe, en ce début de février 1989, j'étais défaite, physiquement et moralement, ne pouvant même plus passer une journée sans alcool. Encore sous l'effet sédatif des Dalmane, que j'avais pris la veille, et aussi de l'anti-anxieux qui m'était nécessaire à quelques reprises pendant la journée, j'arrivai avec mes malaises et mon envie de mourir.

«Il faut dire que, seulement depuis quelque temps, je prenais si peu de médicaments, mais j'en consommais encore trop. Je venais de passer sept ans «gelée» au maximum à cause du diagnostic posé par un autre médecin que je consultais à cette période. Dans le traitement était comprise une injection qui m'enlevait tout moyen de fonctionner. Seul ce médecin aurait pu arrêter ce traitement que je juge aujourd'hui inadéquat et inutile. Mon organisme était donc complètement débalancé par tous ces produits chimiques.

«Je pensais être dorlotée par mon nouveau médecin, Gilles. J'avais tellement de peurs et d'angoisses. Mais il ne m'a pas ménagée en me disant: "Ce n'est pas en restant assis à se plaindre de son sort, que la vie va s'arranger. Personne ne peut améliorer sa vie, sauf soi-même." Mais plus tard, dans l'entrevue, il avait ajouté: "Pas la peine de partir en peur avec des performances extraordinaires. Juste une petite victoire tous les jours et le tour est joué. On devient gagnant." Cette phrase me fut répétée souvent par la suite, à chaque rencontre, si bien qu'un jour je la fis mienne.

«Je dois avouer que je trouvais dur un tel discours pour une première rencontre. D'ailleurs, ce n'est pas du tout ce que je lui demandais. Il n'avait rien compris. J'avais pourtant fait une liste de mes maux: tristesse, douleurs au dos, à l'estomac et aux jambes, sans oublier les problèmes d'intestins et surtout ce lourd poids sur les épaules. Il n'eut pas l'air d'en tenir compte. Il me rendait responsable de mon bien-être et de ma vie.»

Qu'est-ce qu'un médecin? Quelqu'un qui donne des pilules sans retenue ni préoccupation du moral du patient ou quelqu'un qui dit: «Je vous ai écouté, maintenant, secouez-vous. Moi, je suis prêt à vous donner de mon temps pour vous aider.» J'opte pour le deuxième! Même quand il s'agit d'une maladie spécifique, la pensée positive est indispensable.

«Moi, j'étais négative. Je n'aimais pas la vie. Ne m'aimant pas moi-même, je posais parfois un geste qui semblait positif, mais qui était vide de sens. Dans mon journal personnel, je retrouve souvent cette phrase: "Je me sens si mal avec moi-même. Alors, comment aurais-je pu être bien avec les autres? Mais Gilles disait que je pouvais changer mon attitude.

«Dès la deuxième rencontre, nous avons convenu de commencer par le commencement. Un appareil auditif! Ma surdité contribuait grandement à ma solitude. Voilà le résultat d'une écoute attentive. J'avais vu le même médecin pendant des années et il n'avait pas pris conscience de ce problème d'audition. De plus, l'effet des médicaments était si puissant que je ne pouvais pas m'en rendre compte par moi-même.

«Grâce à l'écoute et à la motivation, je pus, assez vite, cesser les Dalmane qui me tenaient somnolente une partie de la journée et les Serax aussi, qui étaient encore plus nuisibles, puisque je pouvais les prendre à volonté. Ensuite, tout s'est enchaîné. Mes malaises physiques ont diminué de telle sorte que je pus mettre de côté les analgésiques. J'avais aussi l'habitude d'en avaler comme cela à tout moment. Mais ils n'ont jamais contribué à mon bien-être. J'étais très heureuse le jour où j'ai apporté à mon rendez-vous tous les médicaments inutiles qui constituaient ma pharmacie.

«Je vais continuer en nommant, à la suite, les changements apportés pour améliorer ma qualité de vie. Je n'ai pas tout fait en même temps. Non! Je suivais la consigne. **Une petite victoire chaque jour!** Ce fut un grand pas vers la liberté quand je me joignis aux AA (Alcooliques anonymes). Ensuite, la peinture devint un moyen d'expression extraordinaire. Je ne me connaissais pas vraiment ce talent.

«Je changeai aussi mon alimentation. Je suivis son conseil, pas de régime draconien. Juste plus de fruits et de légumes, comme cela, il y a moins de place pour autre chose. Puis, j'ajoutai un 20 minutes de marche. Cela fut plus difficile, mais aujourd'hui, je peux le faire. Je commençai à perdre du poids, à peu près une ou deux livres par mois. Je n'ai jamais été conditionnée à en perdre 10 d'un seul coup. **Le moins un** était peut-être une petite victoire, mais quelle grande satisfaction comparativement à **plus un**. Il est certain qu'il me reste encore du poids à perdre, mais je me sens tellement mieux en ayant une alimentation légère.

«Puis, plus tard, j'entrai à l'université, le rêve de ma vie. **L'université est pour tous ceux qui veulent bien la fréquenter.** Je n'ai pas encore de diplôme, mais je n'ai jamais lâché.

«Il y avait des hauts et des bas, c'est sûr. Mais si je pensais positivement, je réussissais toutes ces choses quasi impensables quelque temps avant. J'étais fragile, mais je reçus l'aide adéquate. Le fait d'être motivée et encouragée rendait ces victoires acceptables et me permettait de continuer. De jour en jour, ma vie s'est améliorée.

«Aujourd'hui, toute ma philosophie a changé. Si je n'ai pas de grands fantasmes irréalisables et que j'accumule des petites victoires régulièrement, je vis du bonheur. Mais chaque jour, je dois mettre en pratique la pensée positive et ainsi j'arrive à trouver un bon côté aux choses de la vie. À l'université, en suivant un cours par session, je sais que j'aurai bientôt mon bac. Je ne deviendrai probablement pas première ministre ni présidente d'un État, mais juste le fait d'être vraiment Julienne est déjà beaucoup. Je ne vis plus en vase clos! Et depuis que je me fais confiance, mes toiles sont plus lumineuses et je peux aussi structurer mes textes de façon à être publiée.

«Bien sûr, il faut composer avec les impondérables. Mais de m'avoir fait dire si souvent: **"T'es correcte, Julienne. Continue!"** m'a donné confiance en moi et en la vie aussi. Je continue mon cheminement patiemment en allant chercher, où elles le sont, les réponses dont j'ai besoin pour ne pas abandonner. Jour après jour, pas à pas, je me maintiens à un niveau acceptable de bonheur. La lumière est devant et je n'ai plus peur de la noirceur.»

Le dégel

Il faisait noir comme en un four
Tant mon cœur était lourd!
C'était toujours la nuit.

J'étais désemparée
Perdue dans mes pensées
Comme si mon âme était noyée.

J'ai vu le jour se lever
Sur une terre en liberté
Mon cœur se prit à espérer.

Faire du soleil dedans ma cour,
En chasser l'ombre tout autour
Voilà ce qu'est la vie!

Poème de Julienne

Chapitre 10

La persévérance

J'associe la persévérance à une forme de combat (sans violence), avec la vie, qui nous amène à affronter et à rencontrer différents adversaires. Il s'agit d'une forme de combat de boxe où les pugilistes ne se frappent pas. Or, chaque adversaire nous fait découvrir notre propre force intérieure en ce qui a trait aux épreuves de la vie. **La persévérance nous fait découvrir nos propres forces face aux obstacles et nos faiblesses par rapport à soi-même.**

Les adversaires se présentent sous différentes facettes; on les connaît rarement et on ne connaît pas non plus les suites qui nous inviteront à continuer le combat, c'est-à-dire à **ne pas lâcher.** Ces adversaires sont souvent très tenaces ne lâchant pas prise facilement; le fait qu'ils rebondissent et refont souvent surface signifie qu'il faut toujours redoubler d'ardeur et ne pas se laisser aller dans la facilité. Les adversaires possèdent souvent des tactiques insoupçonnées, sournoises, secrètes et inédites. Ils possèdent de multiples façons de mettre K.-O. (knock-out) les gens désireux de poursuivre un rêve, un but, un désir.

La personne désireuse d'évoluer, de grandir, de devenir mature, d'avancer ou d'obtenir du succès ne peut ignorer la persévérance, car elle fait partie des sept grandes lois du succès, au même titre que celle d'avoir un but, de le préparer, d'avoir la santé, etc. Velléité, pauvre image de soi, faiblesse, envie, inquiétude, peur ne vont pas de pair avec la persévérance car, elle, ne cède jamais.

La persévérance est peut-être ce qui fait le plus défaut chez les gens actuellement. Puisque nous sommes au siècle de la vitesse, on ne peut se permettre d'attendre, tout doit se faire et s'accomplir rapidement. On essaie une fois et si cela ne réussit pas, c'est en vain : les gens refusent d'essayer et de réessayer encore une fois. La force de vouloir lutter et persévérer alimente l'ardeur ou le désir de se relever et de continuer au plus fort le combat.

Des séquelles, il y en a toujours à des degrés variables, car, dans chaque combat, la peur s'élimine progressivement et, à chaque combat, l'intérieur devient plus fort. Il devient en contrôle comme un professionnel dans la musique qui maîtrise son instrument ou l'athlète qui maîtrise sa discipline.

La peur est un adversaire de taille ; or, tant et aussi longtemps qu'on ne l'affronte pas, elle refait surface et assaille à nouveau. La peur pourrait aussi être un défaut à éliminer, une peine à surmonter, un travail à accomplir, un but à atteindre, une tâche à remplir, un rêve à réaliser. La persévérance, elle, nous dit de continuer, de ne pas lâcher, d'attaquer, de recommencer, de revenir et de ne pas céder.

La persévérance demande beaucoup de courage, d'efforts, de motivation. Lorsqu'on décide de persévérer, il se produit comme un effet d'entraînement. Plus on s'entraîne, plus on est en mesure d'être en position d'attaque. En trouvant la force, l'énergie et le pouvoir de faire face à ses adversaires : la peur, la jalousie, l'inquiétude, la paresse, etc. Combien de fois le chanteur doit-il répéter son tour de chant ; l'athlète exécuter les mêmes gestes ; le pianiste reprendre une pièce, le comédien reprendre une scène ? Combien de fois ?

Chacun a ses propres adversaires dans la vie, chacun a ses propres **rounds** à jouer. Or, si, au premier coup, je demeure **K.-O.**, c'est-à-dire sans motivation, sans énergie, sans vie, les jeux sont faits. De là découlent l'inertie, la perte de contrôle, la perte de l'estime de soi et l'abandon.

Le baseball

Lorsque je jouais au baseball, je ne m'illusionnais pas au point de pouvoir gagner chaque partie que je lançais, ou encore de frapper un coup sûr à chacune de mes présences au bâton. Cependant, je savais qu'avec la persévérance je parviendrais à mieux maîtriser ce sport. On ne devient pas professionnel du jour au lendemain; or, ce n'est qu'avec le temps et des efforts soutenus qu'on parvient à réaliser des choses positives.

La persévérance consiste à faire un pas de plus, à monter une marche plus haut, à faire un effort supplémentaire ou encore à développer la soif de connaître, d'acquérir un bagage de données et de progresser. Il faut donc être à la recherche du meilleur pour soi, de bien effectuer ce qu'on doit faire et surtout trouver la meilleure façon de réaliser ce que l'on a entrepris.

Être lanceur au baseball m'a appris à développer certains lancers de façon à déjouer les frappeurs adverses. Seulement par la pratique, la concentration et le désir d'accorder le moins de coups sûrs possible, je suis parvenu à maîtriser ces lancers. Il est alors question de persévérance: continuer lorsque les autres ont décidé de lâcher ou d'abandonner. Le seul élément émotif qui puisse entraver le désir de persévérer est la peur de l'inconnu.

L'humain a tendance à se créer lui-même des peurs imaginaires: «Je pense que je n'irai pas plus loin que...», «Si je fais autant d'efforts, est-ce que je serai en santé?», «Est-ce qu'en bout de ligne, j'obtiendrai ce que je veux?», «Est-ce que cela en vaut vraiment la peine?» Je suis très déçu d'entendre des patients me dire: «Wouaf! Doc! Cela donne quoi d'éviter ceci et cela, de faire attention à ce qu'on mange, d'éviter les excès, on doit tous un jour quitter ce bas monde, et que cela vous en déplaise, moi, je continue ma vie et vous êtes là pour me traiter et vous êtes payé pour le faire.»

Lorsqu'on joue une partie de baseball ou de hockey, la partie n'est jamais terminée tant et aussi longtemps que le dernier homme n'est pas retiré ou que la sirène annonce la fin de la troisième période. Cela se résume, rien de plus, rien de moins, à peu de choses: persévérance, efforts et travail. Le pugiliste qui décide d'abandonner donne la chance à l'adversaire de rebondir et de gagner le combat.

Les entraîneurs

Dans chaque discipline, il y a des entraîneurs. Ces entraîneurs sont souvent fort exigeants; ils demandent à celui ou celle qui désire être en compétition de se surpasser, d'aller au-delà de l'ordinaire (sans y sacrifier sa santé). L'action de se surpasser implique celle de trouver une force qui sort de l'ordinaire. Par le fait même, cette force nous permet de redoubler d'ardeur pour regrouper les éléments nécessaires tout en nous permettant d'avoir le courage de continuer à affronter nos adversaires.

L'entraîneur observe, prodigue des conseils, corrige et enseigne des techniques qui obligent le joueur à répéter, à recommencer et à continuer sans s'avouer vaincu. Les cabinets de médecin débordent de gens qui ont décidé d'accrocher leurs patins et de laisser tomber la serviette. Ces gens consultent souvent parce qu'ils ont décidé que la vie n'en valait pas la peine et qu'un effort de plus ne faisait qu'ajouter de l'huile sur le feu. On abandonne facilement de peur d'échouer ou simplement parce qu'on a frôlé l'échec, ou encore parce qu'on a carrément échoué.

Trop de gens ont l'impression que, pour réussir, il faut être parfait, alors qu'il manque comme ingrédients le travail, l'effort et la persévérance. Chaque personne a le choix d'avancer ou de reculer, de monter ou de descendre, d'évoluer ou de régresser, sauf qu'il est impossible de s'orienter dans deux directions à la fois. Puisqu'il est souvent mentionné que l'échec fait partie de la vie, il ne faudrait pas concentrer toutes ses énergies sur les échecs passés, mais plutôt se concentrer sur les victoires qu'on peut aller chercher.

- Garder une attitude positive à l'égard des difficultés de la vie.
- Avoir le courage de redoubler d'ardeur devant les épreuves de la vie.
- Essayer de ne pas se laisser abattre par les événements difficiles.
- La vie est parfois un défi qui nous amène au dépassement de soi.
- La persévérance est la découverte de la loi dans laquelle on découvre le vrai sens de la vie :

> **Ne pas lâcher même si c'est difficile.**

Une porte de sortie

Dans les situations *in extremis* de la vie, la persévérance se présente presque toujours comme une nouvelle avenue, une porte qui s'ouvre, une lumière au bout du tunnel. La direction vers cette avenue, il n'en demeure qu'à **vous** de l'emprunter ou non, car chacun a le choix de le faire dans 90 p. 100 des situations. Cette avenue, qui réserve des surprises à quiconque veut l'emprunter simplement, peut être surprenante parce qu'elle permet une incursion dans ce que je trouve le plus difficile dans la vie : **la connaissance de soi.**

Au risque de me répéter, personne ne peut prendre cette « **avenue** » pour vous. Une chose extraordinaire est que vous n'êtes jamais seul sur cette route magique. Il y a toujours des amis, des situations, des gens qui sillonnent cette avenue et qui sont là pour vous aider, vous encourager, vous orienter, vous guider et vous inciter à regarder vers l'avant. Ces gens ne vous servent aucunement de béquilles, mais vous supportent moralement tout en renforçant votre détermination à poursuivre votre but ou votre rêve.

Au fur et à mesure que vous parcourez cette route, l'espoir est toujours au rendez-vous. L'espoir est le plus fidèle des compagnons et il attise le désir de continuer à croire et à faire confiance à la vie et à la nature humaine. Il n'est aucunement question ici de minimiser les difficultés que cette voie impose, car elle est parfois tapissée de difficultés énormes. Cependant, il faut toujours garder en mémoire que l'espoir, lui, est toujours au rendez-vous. C'est le seul abri qui vous protège des intempéries et, avec lui, vous ne vous sentez jamais démuni.

Je considère, en quelque sorte, l'espoir comme le moteur de la persévérance. **L'espoir de la réussite est le fondement même de toute vie active, car là où il n'y a pas d'espoir, il y a peu de possibilités.** L'espoir peut se comparer à l'étoile qui guide; il n'empêche pas les difficultés de la vie de surgir, mais il conduit dans la bonne direction.

Si nos pensées sont alimentées par l'espoir, notre confiance, par surcroît, devient plus stable, plus forte pour éclairer nos actions et notre façon de vivre. De toute évidence, l'espoir seul ne peut empêcher les tempêtes de la vie qui font parfois acte de présence. Leur présence nous rappelle qu'il existe sur cette terre des moments difficiles et que le combat peut parfois perdurer, sauf que l'orage peut être suivi d'une pluie qui tombe doucement annonçant la fin du combat. **L'étincelle peut enflammer toute une forêt tout comme une lueur d'espoir alimentée au souffle de l'amour peut suffire à éclairer l'horizon de toute une vie.**

La vraie persévérance est celle qui donne à chacun l'opportunité de se découvrir. Cette avenue nous amène à savoir qui on est; il s'agit donc d'une rencontre avec soi. Cette avenue, à l'instar de l'enfant qui apprend à marcher, nous dit que, même si on tombe, il faut se relever; même si on échoue, on doit recommencer.

La connaissance de soi est un peu comme l'exploitation d'une nouvelle route, ou encore une route dont on ne connaît pas l'accès. Il faut la déboiser et l'explorer. Déboiser une nouvelle route, celle de la persévérance, cela demande de l'effort, du travail sur soi, une connaissance approfondie de ce que l'on est, la confiance en soi et l'aide des autres.

Par l'exemple, le support, les conseils, les techniques des autres et son propre équipement à soi, on arrive à déboiser l'avenue de la persévérance. Je ne dis pas de se baser, de se fier uniquement sur les autres, mais plutôt de s'en servir comme modèle, comme point de départ et non comme béquille.

Il existe dans la vie des ressources inépuisables dont les gens disposent pour construire cette avenue indispensable à la réussite de leur vie. Il s'agit simplement de faire l'effort pour regarder, écouter et passer à l'action. En médecine, lorsqu'on conseille à une personne hypertendue d'opter pour une diète limitée en gras et en sel, de faire de la marche, d'éviter la cigarette, on l'aide à construire sa propre route qui la guide vers la santé. Il n'en demeure qu'à elle de persévérer dans ce sens précis.

Personne ne peut le faire pour nous. L'avenue de la persévérance demande un courage sans borne, car, lorsqu'on se sent mal ou qu'on désire ne rien bâtir, on se sent attiré vers des routes pavées à l'avance, qui ne mènent nulle part et qui nous font choisir la facilité sans rien accomplir. La grosse machinerie lourde qui nous aide à déblayer le passage est représentée par le **désir intense** de ne pas céder au moindre obstacle, ce désir de croire, de se surpasser et de construire quelque chose de valable et de durable.

Le chemin qui ne conduit pas vers la lumière n'avance à rien. On perd le sens de diriger sa vie, on perd le contrôle, on tourne en rond sans jamais arriver à une destination précise. Certaines avenues sont parfois couvertes de cailloux, d'obstacles et d'arbustes; or, seulement par la persévérance, on arrive à nettoyer, un à un, ces obstacles.

La persévérance est la force qui vous permet de soustraire ou d'enrayer ce qui nuit à votre passage: c'est elle qui vous dit de continuer et peu importe la grosseur des cailloux à enlever, elle vous donne les forces nécessaires pour le faire. Là où règne la confiance, on y retrouve la persévérance, peu importe les difficultés à affronter. Cette force vous pousse à pénétrer à l'intérieur de vous pour y retrouver les outils nécessaires au nettoyage. Certaines roches (défauts, mauvaises habitudes, problèmes) sont énormes, parfois au point qu'il faut les briser miettes par miettes. Si une personne veut parvenir à ses fins, à une victoire, à une réussite, il lui faut se donner du temps et y mettre les efforts nécessaires.

Patience et longueur de temps font parfois des miracles. La persévérance amène toujours à des résultats concrets; il s'agit d'y croire. Ces résultats représentent des efforts incroyables que l'on déploie dans des moments de désespoir: ils sont des graines semées dans la peine comme dans la joie; des semences qui nous donnent une récolte parfois plus abondante que nous pouvions l'imaginer.

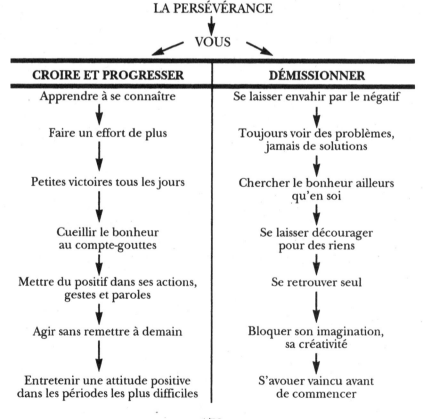

LA PERSÉVÉRANCE

VOUS

CROIRE ET PROGRESSER	DÉMISSIONNER
Apprendre à se connaître	Se laisser envahir par le négatif
Faire un effort de plus	Toujours voir des problèmes, jamais de solutions
Petites victoires tous les jours	Chercher le bonheur ailleurs qu'en soi
Cueillir le bonheur au compte-gouttes	Se laisser décourager pour des riens
Mettre du positif dans ses actions, gestes et paroles	Se retrouver seul
Agir sans remettre à demain	Bloquer son imagination, sa créativité
Entretenir une attitude positive dans les périodes les plus difficiles	S'avouer vaincu avant de commencer

Une discipline

La persévérance ne brusque rien, ne violente pas, ne pousse pas; elle conseille et incite à la recherche du bien-être personnel. Elle est aussi synonyme de patience et cette patience ne provoque rien de désagréable; elle habitue à prendre, un à la fois, les évévenements heureux ou malheureux de la vie. La patience incite au calme et au repos; elle incite à penser avant d'agir, à effectuer les bons gestes et les bonnes actions au bon moment. Elle se compare à un sol fertile où se côtoient les éléments essentiels de la vie comme la paix et le bien-être intérieur.

La persévérance nous aide à développer des qualités qui dépassent la médiocrité et qui sont essentielles pour grandir, apprendre et comprendre. Ces qualités ne font que stimuler les potentiels qui existent chez les êtres humains, mais qui trop souvent ont trouvé refuge dans la facilité.

La persévérance ne côtoie pas l'indifférence, la paresse et la médiocrité, car elle œuvre en fonction de la réalisation d'un rêve ou de l'amélioration de soi. Elle ne cède jamais face aux difficultés de la vie, même face au désespoir.

La persévérance est comme un travail d'équipe où chaque membre prend son rôle à cœur, toujours en fonction d'aller chercher ou cueillir ce qu'il y a de mieux. Elle est aussi une alliée, une amie qui est toujours là prête à aider, à supporter, à stimuler dans les moments les plus heureux ou les plus sombres.

Cette amie fait partie de l'équipe. Elle se joint à tous les autres (effort, travail) qui, intérieurement, conduisent vers la lumière, la découverte de soi, la découverte de ses potentiels, bref, la découverte de la vraie vie. Ce travail d'équipe qui permet d'apaiser l'inquiétude à l'égard de la vie, des problèmes, du futur et de l'inconnu; il s'agit du calmant par excellence contre l'angoisse et l'anxiété.

La persévérance ne s'achète pas, ne se vend pas, ne se prête pas et ne se transmet pas; elle se développe. Elle est là, présente en chacun de nous, elle agit comme un système d'alarme prêt à se déclencher au moindre besoin. Ce système d'alarme est parfaitement bien fait, car il ne fonctionne que par l'espoir. Il est alimenté seulement par des éléments positifs et le désir de vivre. Le désir de vouloir grandir et passer à un état d'être supérieur constitue la seule façon qu'il puisse se déclencher. Bien nourrie, cette défense réagit toujours envers le négatif, la jalousie, l'envie et le désespoir; ce système ne cède jamais sa place à des systèmes inférieurs qui, eux, ne font qu'alimenter la paresse, la méfiance et la pauvre image de soi.

La persévérance est une attitude positive qui se régénère continuellement lorsqu'elle est bien alimentée par un mental et un physique fort. Elle développe et alimente la confiance en soi et fait en sorte que cette attitude positive à l'égard de la vie soit si intense que rien ne puisse la transformer.

Trop souvent la persévérance dort chez les gens. Elle demeure à l'état comateux, endormie par les petits malheurs et les petites souffrances de tous les jours, laissant les gens sombrer dans le désespoir, la paresse et les déboires de la drogue, de l'alcool, du sexe, etc. La persévérance est sous notre commande et lorsque celle-ci dort, tout le reste dort. Beaucoup de gens préfèrent cependant qu'elle dorme. De plus, pour faire en sorte qu'elle soit vraiment bien endormie, on la gave chimiquement de pilules pour s'assurer qu'elle ne fasse pas de vague.

La persévérance est toujours là. Elle réagit au besoin, mais, lorsqu'on décide de la mettre au rancart, de l'endormir, de la droguer, de l'étouffer, le désespoir refait surface. Ce désespoir intérieur crée un environnement négatif qui empêche toute possibilité de faire un pas vers l'avant. Toute action est contrecarrée par cette tendance à l'abandon, à l'inertie totale.

Lorsqu'on choisit cet état d'être, les possibilités sont réduites à néant; il n'existe aucune énergie pour amorcer le deuxième souffle qui est essentiel pour terminer la course. L'attitude positive n'existe plus, elle est neutralisée et emprisonnée par une fermeture d'esprit qui ne lui laisse aucun espoir de se frayer un chemin. Il est alors question d'un repli sur soi et de la fermeture de l'avenue qui aurait mené à la lumière. Lorsque toutes les avenues sont fermées, on se trouve devant la stagnation, une forme de régression, un vase clos, un cul-de-sac.

Pourtant, la persévérance est omniprésente en soi. Pour réagir, elle demande une pensée, un mot, un geste, un rien; elle attend seulement une ouverture pour amorcer l'action. Je compare toujours la persévérance à un chauffeur qui est toujours prêt à faire monter à bord un auto-stoppeur qui attendait le bon samaritain. La persévérance est ce conducteur qui poursuit sa route malgré toutes les difficultés qui lui sont imposées sur son passage.

Savoir rebondir

S'il faut être persévérant pour obtenir du succès, il en va de soi pour la santé. La santé ne se définit pas seulement par l'absence de maladie. Ce serait vraiment trop simpliste. La santé est avant tout une question de bien-être: bien-être physique, mental, social, spirituel et émotionnel. Je vois des gens constipés qui se disent très malades; je vois aussi des gens cloués à un fauteuil roulant qui n'agissent pas comme des personnes malades et qui se sentent très bien dans leur tête, malgré l'affection dont ils sont atteints. La différence entre ces personnes est parfois l'attitude mentale: la persévérance. La santé et la maladie sont des termes très relatifs.

La vie nous semble parfois très injuste. Qui n'a pas ou n'a pas eu de déceptions, de frustrations, de problèmes majeurs, d'accidents ou d'échecs dans sa vie? Pour un jeune, il s'agit d'une déception à l'école; pour un adolescent, la frustration de ne pas faire partie d'une équipe de hockey ou de ne pas se sentir aimé; pour un adulte, une peine d'amour ou la perte d'un emploi; pour les aînés, l'ennui, le sentiment d'être abandonné ou de se sentir inutile. Bref, on vit tous des situations difficiles et on essuie tous des échecs, mais l'important est de se prendre en main, de rebondir et de **persévérer**, c'est-à-dire de remettre la machine en marche. Voilà ce qu'est persévérer et demeurer en santé. Lorsque la vie ne tourne pas rondement, la persévérance nous permet de nombreuses actions.

1. Se débarrasser de la douleur

Vous pouvez pleurer, crier, hurler dans un oreiller, vous défouler, mais il faut absolument exprimer votre douleur. La persévérance vous permet de faire part de votre chagrin ou de votre déception à une personne en qui vous avez confiance. Simplement parler à quelqu'un qui peut vous aider est une excellente thérapie. Il n'est pas nécessaire de crier sa peine à tout le monde, mais le simple fait de l'exprimer peut diminuer le stress de façon considérable. Malheureusement, dans notre société dite évoluée, on substitue les efforts, le travail et la persévérance par la violence.

2. Regarder le passé

Je ne dis pas cela dans un sens négatif, pas du tout. Vous avez déjà eu des problèmes dans votre vie, des situations difficiles à vivre et, par la persévérance et vos croyances, vous avez retrouvé la lumière au bout du tunnel. Pourquoi ne pas revenir en arrière pour voir la façon dont vous y êtes parvenu? Que va changer cette défaite, cette déception, cet échec dans 20 ans d'ici? Qui va en parler? Avec le temps et la persévérance, tout finit par s'arranger, tout se calme et tout rentre dans l'ordre. Un retour sur vous-même et sur votre passé vous aidera à mettre les éléments en perspective. Avouez votre chagrin et votre désespoir, reconnaissez vos erreurs, mais repartez et persévérez.

3. Trouver la cause

Malheureusement, les gens sont vite à blâmer les autres et c'est toujours de leur faute. Cependant, de toute défaite, de toute déception ou de toute expérience, la persévérance démontre qu'il y a toujours, quant à un problème, une leçon à tirer. Nos échecs sont des leçons: «**On ne cesse jamais d'apprendre.**» On ne doit jamais cesser d'évoluer et toujours tenter d'accéder à un meilleur état de bien-être et de compréhension.

Évidemment, cela exige beaucoup de patience et d'efforts, sauf que peu de gens sont prêts à y mettre l'énergie nécessaire. Il faut regarder la situation de près, peser le pour et le contre et n'accuser personne. Il faut plutôt chercher la raison qui motive et persévérer à trouver la solution à une situation problématique. Ceux qui ne persévèrent pas ne peuvent arriver à un haut niveau de conscience.

La vie est une tour d'observation:
le panorama s'améliore à chaque marche qu'on gravit.

4. Regarder les gens forts

La vie n'a rien de facile. Les gens qui ont de la force morale, du courage, de l'énergie font toujours un pas de plus, un effort de plus: ils persévèrent. Ces gens ne se laissent jamais abattre par les futilités (niaiseries) de la vie. Ils ont développé le sentiment que la vie est une école où l'on ne cesse de s'améliorer, d'évoluer et d'apprendre. Je dois remercier le Créateur de m'avoir donné des parents extraordinaires, des gens ayant de l'étoffe et des amoureux de la vie.

Les gagnants n'ont pas seulement eu de la chance: ils ont fait des efforts, ils ont travaillé, ils ne se sont jamais laissé décourager ou abattre par les problèmes de la vie. Partout autour de soi, on connaît des gens forts, que ce soit nos parents, un frère, une sœur, un ami, une amie, un illustre inconnu, des gens en affaires, des artistes, des professionnels ou encore simplement des gens ordinaires qui ont fait des choses extraordinaires. Il est souhaitable de regarder de près ces gens-là et d'essayer de les imiter ou, du moins, de tenter d'en faire autant qu'eux.

5. Le temps fait bien...

Le rythme actuel de l'évolution va à l'encontre de l'importance de savoir attendre : «Tout arrive à point à qui sait attendre.» Persévérer veut aussi dire savoir patienter. «Avec le temps tout finit par s'arranger»... ou nous arranger. Il est important de ne pas brusquer la vie et les événements — je ne parle pas des situations urgentes (c'est autre chose) —, mais il faut laisser le temps faire son travail. Trop de gens sont impatients actuellement; pour eux, les choses vont toujours trop lentement, ils ont peut-être du succès mais à quel prix. C'est la raison pour laquelle on dit que la persévérance et le temps sont des guérisseurs. Ceux qui, à un moment donné de leur vie, ont dû lutter pour survivre connaissent l'importance de persévérer et d'attendre, tout en travaillant pour atteindre leur but. Ce n'est pas de perdre votre temps que de vous asseoir pour réfléchir.

6. Se défaire du syndrome du martyr

Si la vie vous assomme, relevez-vous et recommencez. Ne laissez jamais une défaite vous clouer les épaules au sol. Vous avez perdu votre emploi? Votre vie de couple va mal? La vie s'avère difficile? C'est à travers la persévérance, le désir de trouver une porte de sortie aux problèmes qu'on arrive à une solution.

Trop de gens souffrent du syndrome du martyr, c'est-à-dire qu'ils se prennent en pitié et toutes les raisons sont bonnes pour éviter de s'en sortir ou de passer à des actions concrètes et positives. Si vous avez un problème, persévérez à trouver une solution, car il y en a toujours une. Facile? Non, cela est très difficile mais en vaut la peine.

Dieu ferme des portes,
mais il garde toujours des fenêtres ouvertes.

Simplement pour vous dire que face à tout problème, il y a toujours une solution.

Chapitre 11

La discipline

Le mot «discipline» prend souvent un sens péjoratif pour les gens. On le voit un peu comme le principal de l'école ou le commandant de l'armée dictant ses ordres; il porte une connotation péjorative dans le sens qu'il restreint, limite, réglemente, dicte, empêche, culpabilise, et j'en passe. Il est important de noter que peu de choses s'accomplissent sans discipline. On peut être déterminé à faire quelque chose de bien ou encore on peut avoir un but en tête, sauf que rien de vrai ne s'accomplit sans discipline.

Très peu de gens, en consultation, me parlent de discipline, alors que beaucoup de personnes laissent à la chance, au hasard, à l'horoscope, et même aux autres, le loisir de guider leur vie. À les regarder agir, j'ai parfois l'impression que la vie est un coup de dé, une carte de chance ou une vie contrôlée par l'extérieur, l'inflation, la récession, la bourse ou le testament des parents. Beaucoup de personnes confondent la discipline avec la ponctualité, l'ordre, le respect, la propreté ou un bureau bien rangé. On la confond même avec des éléments stricts et dictés, car le mot «discipline» se définit comme un ensemble de règles, d'obligations qui régissent certains corps ou certaines collectivités, une soumission à des règles.

Un bureau à l'ordre ne signifie pas nécessairement que quelqu'un possède une discipline personnelle; il ne faut pas confondre non plus la personne possédant un caractère obsessif avec celle qui possède une grande discipline de vie. De même, il ne faudrait pas confondre discipline personnelle et phobie, car beaucoup de gens gardent leur maison, leur voiture ou leurs vêtements propres en raison du fait qu'ils ont la saleté en horreur (exemple: phobie de la poussière). Une personne ne naît pas en ayant une discipline personnelle, cette règle de conduite se développe et s'acquiert. Ni la paresse, ni l'oisivité, ni la motivation viennent à bout de la discipline. Elle est à la fois physique et mentale; or, elle ne s'obtient pas sans un entraînement rigoureux.

Un certain relâchement

J'ai l'impression, par le signe des temps actuels, que la discipline a perdu de son tonus. Elle me semble manquer de vitalité; or moins de vitalité, moins de force amène donc un relâchement. Si je compare la discipline personnelle à un muscle et que ce muscle manque d'entraînement, il devient flasque, il perd de sa vigueur, il s'atrophie, bref, il devient presque sans fonction. La discipline personnelle, c'est le cœur de la vie, le cœur d'une société. Puisque le cœur est un muscle, il est exposé à des problèmes s'il n'est pas entraîné. Or, si la discipline fait défaut, le cœur de la société le fait aussi.

Je n'accuse pas les gens de manquer de discipline personnelle, mais ce qui se passe actuellement dans la société (violence, crime, vols, MTS, récession, divorce, conflits, etc.) ne relève pas du hasard uniquement. Un cœur normal doit en principe offrir une bonne performance organique. Ainsi, si ce cœur est excité, s'il palpite, s'il est à la course (tachycardie), il est symptomatique d'un problème. Il en est de même de la discipline personnelle. Lorsqu'une société est étourdie, il est difficile pour un individu de voir ce qui se passe autour de lui. Une discipline négligée est comme un cœur sans entraînement qui s'essouffle rapidement.

On dirait que les gens attendent pour cueillir la discipline comme on récolte un fruit lorsqu'il est mûr. On attend la discipline au même titre qu'on attend le bonheur; on l'attend pour que notre vie soit plus «disciplinée» et ordonnée; on l'attend afin que cette dernière soit bien remplie, harmonieuse et complète.

Bien que la vie se déroule à un rythme infernal, on continue d'attendre une vie qui semble nous donner sans cesse des commandes, une vie qui semble même nous dicter le pas de course nécessaire pour s'essouffler. On attend en pensant que la télévision, l'horoscope, un sage, une boîte à surprise nous apportera le «mot magique» qui déclenchera l'activateur nécessaire pour faire jaillir en nous la discipline personnelle.

La société a besoin d'une discipline personnelle, celle qui mène vers un but, celle qui donne de l'énergie et de la force, celle qui crée un éveil intérieur, sinon ce sont les frustrations, les déceptions, l'inertie qui dominent. La discipline crée, invente, force, persiste, travaille, dégourdit, donne de l'énergie et mène vers le succès personnel et l'harmonie intérieure.

La discipline personnelle crée des habitudes saines en éliminant les habitudes négatives et destructrices. Elle renforce l'image de soi et nous transmet la joie de vivre. Malheureusement, l'humain, au même titre que la discipline personnelle, se laisse endormir; il se laisse envoûter par tout ce qui est palpable, tout ce qui est extérieur et de deux choses l'une: ou il court toujours ou il se laisse bercer, entouré de ouate confortable, en vivant dans l'attente.

Rien sans efforts

Peu importe le domaine, on ne devient pas professionnel du jour au lendemain. Ainsi, on ne devient pas artiste, musicien, électricien, plombier, coiffeur en peu de temps. Rien ne s'accomplit sans efforts, sans travail et sans discipline personnelle. La discipline ne s'achète pas, ne s'emprunte pas, ne se lègue pas, ne se vend pas, ne se monnaie pas. **Elle s'apprend par le travail, l'effort, le contrôle de soi et le désir de grandir.**

La discipline personnelle ne s'impose pas, ne ridiculise pas, ne punit pas, ne blâme pas; elle est comme l'enseignant qui revient des dizaines de fois sur ses explications afin que les élèves comprennent; elle est comme le médecin qui répète à son patient de mieux se nourrir, de faire des efforts pour s'améliorer ainsi que de cesser de fumer, de boire et de s'inquiéter. Ce qui fait la différence entre celui qui réussit et celui qui échoue, c'est la **pratique**. Le professionnel qui est à son meilleur, ou qui croit être à son meilleur, doit redoubler d'ardeur pour mettre encore plus d'heures de pratique à se perfectionner. Sauf qu'actuellement les gens attendent que les autres les disciplinent en leur disant quoi faire. On compare le cœur à un moteur; or, la discipline personnelle est aussi un moteur qui, non entraîné, non stimulé, non orienté se perd et meurt petit à petit. Sans discipline, c'est la cohue mentale, c'est l'engloutissement par les problèmes, le fragile, l'étincelant, la frivolité, la facilité, le laisser-aller, les balivernes, le ridicule, etc.

La discipline se bâtit, elle s'apprend dans l'action. Elle s'apprend par le désir de vouloir se prendre en main, d'aller plus loin, d'en savoir plus sur la vie, sur soi, sur les autres et sur son travail, ainsi que pour mieux jouer, devenir performant et évoluer.

La discipline est ce cœur qui recherche le mieux-être, le calme pour réfléchir, les mots pour se stimuler, les situations pour s'harmoniser; ce cœur nous donne l'occasion de «circuler» dans l'harmonie et nous donne le courage d'aller plus loin. Ce cœur-là, il bat en chacun de nous et c'est dans lui qu'on découvre la discipline personnelle.

Un exercice

La discipline est un exercice régulier qui ne fait que «régulariser» sa vie. On ne devient pas discipliné seulement en mangeant des fruits et des légumes, en marchant 30 minutes tous les jours, en pensant positivement. On devient discipliné parce qu'on **pose** les gestes de manger, de marcher ou de penser. On devient discipliné par la pratique, par l'action, par des gestes répétitifs, des habitudes positives qui alimentent le désir de changer des choses.

La discipline est une horloge biologique imaginaire qui nous fait prendre des décisions saines, qui nous fait choisir le meilleur pour nous; elle est une alarme douce qui nous dit continuellement de ne pas céder au plus facile. Elle nous dit de continuer quand on est prêt à tout lâcher, elle est cette voix intérieure qui nous alimente sans cesse de choix judicieux.

Un cœur, pour être en forme, doit être soumis à des exercices physiques réguliers, tout comme la discipline doit être pratiquée régulièrement. La discipline personnelle exige de vous le besoin de nous inculquer des règles de conduite. La base de ces règles de conduite n'est rien d'autre que notre éducation et notre motivation personnelle, c'est-à-dire les règles que nous nous dictons. Elle n'a aucunement besoin d'une grande scène, d'un podium, d'une ciné-caméra, de lumières. Elle se pratique dans notre propre cerveau moyennant le fait que nous sachions ce que nous voulons.

La discipline nous fait réaliser que souvent nous avons des points à améliorer, à changer, à transformer. Or, ces points sont justement des devoirs personnels (tel un étudiant) que nous devons effectuer chaque jour et nous sommes les seules personnes responsables de ces devoirs. **Nous sommes à la fois le professeur et l'élève.**

Une ligne de conduite

Tout être humain raisonnable recherche un certain bien-être ou encore un équilibre qui fera en sorte qu'il puisse s'adapter et vivre en société. La discipline personnelle est une ligne de conduite qui mène justement vers cet état d'équilibre de la vie. Qui dit «équilibre» dit «donner une cadence à sa vie». Cette cadence et cette régularité d'actions, de gestes, de pensées favorables permettront d'établir ses priorités.

Établir ses priorités, c'est déterminer ses besoins réels ou encore ses valeurs réelles. Encore là, ces priorités sont-elles basées sur des valeurs matérielles, spirituelles ou humaines? La discipline est un état d'esprit qui conditionne à une prise de conscience, une prise en charge de soi. À elle revient le rôle d'établir le sens que l'on veut donner à sa vie.

La discipline est une œuvre d'art que je monte de toutes pièces et qui doit faire partie intégrante de ma vie. La discipline se sent bien dans un milieu où il se fait des efforts régulièrement, et dans ce milieu n'y entre que celui qui croit que la discipline est la pierre angulaire d'une vie bien équilibrée. Elle demande du courage à celui qui veut la suivre. Elle est très exigeante, car lorsque vous avez le goût d'abandonner ou de ne plus suivre les règles de conduite, elle vous pousse à persévérer. Elle est exigeante en ce sens qu'elle demande du contrôle: contrôle de ses émotions, de son caractère, de ses impulsions, de ses désirs, etc. Elle limite les dégâts, éteint le feu, calme la tempête, ne panique pas et ne perd pas d'énergie pour rien. Également, elle vous valorise, vous donne un temps d'arrêt, vous fait réfléchir avant de parler, vous modère et vous pousse délicatement à vous améliorer sans cesse.

On ne peut parler de discipline sans parler de **détermination**, car il s'agit de la discipline qui va vous aider à déterminer vos propres objectifs ou vos buts. La détermination vous fait prendre conscience qu'évoluer signifie regarder en avant, plus haut, vers un mieux-être.

Il faut avancer pas à pas, ne pas brûler les étapes, suivre la cadence, accumuler les petites victoires personnelles, car à travers la discipline se renforce la **détermination**. C'est ce qui donne le vouloir et le pouvoir d'aller un peu plus loin ou de monter une marche de plus. La discipline ne compte pas les efforts, car les efforts sont le tremplin de la réussite. Plus la discipline est forte, plus elle motive, inspire et guide la vie.

La discipline personnelle ne vous quitte jamais. Tant et aussi longtemps que vous la nourrissez, elle vous récompense à votre juste valeur. Elle requiert cependant un minimum de force intérieure; voilà la raison pour laquelle on ne la retrouve pas chez les gens qui abandonnent facilement ou qui se découragent à la moindre déception. Elle ne se retrouve pas non plus chez les gens qui s'apitoient sur leur sort, qui blâment les autres. Peu importe sa force, la discipline peut nous faire faux bond. Elle peut facilement s'éclipser et s'atrophier si on abuse de sa bonté ou qu'on la pousse à bout par une mauvaise alimentation, trop de changements en même temps, le manque de sommeil, le désir de trop en faire, la soif d'acquérir du matériel et un laisser-aller inconscient.

La discipline est là pour vous ramener à l'ordre, un peu comme un arbitre au hockey. La perte de contrôle chez soi est un signe que la discipline a quelque peu flanché, et qu'à ce moment même certains symptômes physiques et psychologiques font surface: angoisse, insomnie, grippe, fatigue, troubles digestifs, etc.

Comme une éponge, la discipline absorbe les effets négatifs de la vie, puisque la personne disciplinée se donne des temps d'arrêt, de réflexion, de repos. Cette même discipline nous permettra également de nous libérer de nos tensions et de nous départir de nos mauvaises habitudes. Elle nourrit votre vie, votre désir de travailler, d'évoluer; elle est à la fois votre meilleure amie, votre confidente, vous pouvez tout lui dire, car elle ne juge pas, elle oriente.

Attention!

La discipline a ses règles de conduite. Elle n'aime pas qu'on en abuse. Or, comme je l'ai mentionné auparavant, si elle se sent menacée, elle réagit par des signaux subtils ou évidents, car la discipline s'intègre à nos habitudes et à notre rythme de vie. Cependant, il importe de prendre le temps de lui expliquer vos besoins réels, c'est-à-dire ce que vous valez, ce que vous cherchez, où vous allez, ce que signifie la vie, votre travail. Bref, si vous ne lui exprimez rien, elle peut à ce moment-là créer chez vous de mauvaises habitudes qui peuvent contribuer à détériorer votre qualité de vie. On peut se leurrer en se forgeant de fausses joies, des petits bonheurs temporaires ou passagers. On peut même se créer des petites misères qui rendent la vie impossible. Or, ce genre de discipline peut donner naissance à de l'envie, à de la jalousie, à de l'égoïsme et à un déséquilibre dominé par la peur et l'insécurité.

Un point extraordinaire est que la discipline personnelle s'adapte au moule que vous lui fournissez ; elle est intérieure. Vous êtes l'architecte de votre discipline, le maître incontesté. On peut définir la discipline comme les tendances ou les actions qu'on accomplit et répète régulièrement et qui nous conduisent vers un but déterminé. La discipline est une routine bien établie, un geste à poser, une chose à faire, un travail à accomplir, etc. Elle est un «atout» précieux et indispensable, car elle ouvre des portes et des possibilités. Elle nous aide à composer avec la vie et donne de l'espoir pour ne jamais cesser de croire.

La discipline permet :

- de se découvrir soi-même ;
- d'apprendre à s'aimer ;
- de développer l'estime de soi ;
- de développer une attitude positive ;
- de développer une saine qualité de vie ;
- de persévérer ;
- d'avoir du courage ;
- d'avoir de la détermination ;
- d'établir des priorités ;
- de ne pas succomber aux futilités de la vie ;
- de faire des choix sains, des choix santé ;
- de faire le choix entre ce que vous devez et ce que vous ne devez pas.

La base

La discipline dont il est question aux pages précédentes permet à tout individu d'exploiter ses potentiels, de se faire connaître aux autres, de se faire confiance et de diversifier ses connaissances tout en respectant et en demeurant en intimité étroite avec les lois de la nature. Elle présuppose un respect marqué pour la vie, celle des autres et les lois de la vie. Cette discipline peut s'adapter facilement au modernisme actuel, sauf qu'elle doit être érigée sur du solide, rien de chancelant ou d'éphémère, sinon elle peut s'écrouler facilement.

La base de cette discipline personnelle se résume de façon succincte comme suit: 1. **Chacun de nous est responsable de sa vie. 2. Il n'existe pas sur cette terre de repas gratuits.**

Un muscle qui ne sert pas s'atrophie; il devient paresseux. À l'instar de cet exemple, une discipline non alimentée s'affaiblit, elle perd de sa vitalité et indubitablement mène à la paresse et à l'échec personnel. Une discipline personnelle gavée de positivisme et d'optimisme génère une confiance en soi qui ne peut jamais trahir les efforts de celui qui y croit.

La confiance en soi est nécessaire pour faire face à l'ennemi le plus destructeur de l'homme: **la peur**. La peur n'est qu'une faille, une faiblesse de la confiance, «un muscle atrophié». Si la confiance n'est pas mise à l'épreuve pendant des années, elle s'anéantit, elle perd de sa vivacité. Plus on exerce sa confiance, plus elle prend des forces, plus elle est énergiquement saine et plus on est en contrôle de sa vie ainsi que capable de mieux contrôler ses assauts.

Un muscle fatigué qui peut être une entrave au bon fonctionnement d'une discipline personnelle est celui de **l'inquiétude**. Ce type de muscle est trop utilisé, malmené par le stress et les tensions quotidiennes. Le muscle de l'inquiétude ne fait qu'alourdir le fardeau de la vie. De plus, c'est un muscle dont la présence nuit; il ne sert à rien et ne fait que nuire aux autres.

La présence de ce muscle dégage une énergie négative qui ne fait qu'instaurer un sentiment d'impuissance au niveau du mental. Ce muscle fatigué vient diluer l'efficacité des autres sans pour autant obtenir un rendement valable ou une réponse à ses problèmes. Une des façons de contrecarrer l'effet négatif de l'inquiétude (muscle fatigué) est de créer des moments d'arrêt pour évaluer la raison d'être de ce muscle inutile et, par le fait même, passer à autre chose. Il s'agit d'une forme de ventilation, un changement d'air au niveau du mental. L'important est de se servir de ses autres muscles (atouts) pour freiner les effets négatifs de l'inquiétude qui, par des moments d'arrêts répétés et des exercices réguliers, pourra complètement disparaître ou même s'allier au groupe de muscles positifs (motivation, persévérance).

Un autre muscle qui vient entraver la démarche normale d'une discipline personnelle est celui de **la jalousie**. La présence de ce muscle pathologique nuit par son akinésie. La seule façon d'éliminer ce muscle est de se regarder dans un miroir et d'apprendre à connaître ses vraies valeurs personnelles. Cette tâche est difficile, peut-être la plus difficile qui soit, car elle demande aussi une connaissance des autres, un bon équilibre mental et un sens profond des vraies valeurs.

La génération actuelle a quelque peu troqué la discipline personnelle pour un certain «laisser-aller» ou un «je-m'en-foutisme». Or les malaises actuels, que l'on retrouve dans notre société, serviront peut-être de tremplin à la jeune génération actuelle qui sera l'instigatrice de cette nouvelle tendance disciplinaire, c'est-à-dire celle de revenir, si l'on veut, à l'autodiscipline.

Un jeune indiscipliné peut difficilement devenir un adulte qui possède des vraies valeurs et qui peut se tenir droit, fier d'être un être humain choyé par la vie. On a fortement tendance à critiquer les jeunes et même s'ils sont «in», leur imagination et leur intelligence sont vives, dotées d'une créativité qui peut faire frémir les adultes les plus sceptiques. Sauf que ce n'est pas en les jugeant et en leur mettant des barrières qu'ils auront la chance de faire leurs preuves. La jeune génération peut servir une leçon à la génération plus âgée qui, elle, ne semble jamais faire d'erreurs. Les jeunes crient au secours, car ils sont affectés, brimés, dérangés par l'**indiscipline** des plus âgés.

Même si les jeunes semblent indisciplinés, derrière les messages subtils qu'ils communiquent se cache une discipline qui en dit long. Les adultes ont peu de temps pour s'arrêter et décortiquer ces messages. La discipline se bâtit pièce par pièce, elle s'acquiert et s'érige dans le respect des vraies valeurs spirituelles, sociales, familiales et humaines.

La santé et la discipline

La **santé**, c'est ce que l'être humain a de plus précieux et pourtant combien de gens sont disciplinés lorsqu'on parle de **santé**?

Afin que vous puissiez répondre à cette question, je vous laisse le soin de mettre un pourcentage (p. 100). Selon moi, chacun possède **la santé**, mais environ 5 à 10 p. 100 des gens sont vraiment, je dis vraiment concernés à se discipliner pour la conserver.

Lorsqu'une personne recherche **la santé** et qu'elle désire vivre en **santé**, il n'est plus question pour elle d'un effort ni d'une discipline : il s'agit d'un réflexe. Des goûts normaux, des habitudes saines et normales, des gestes sains sont à l'avant-plan.

La **santé** est fragile, vulnérable à tout ce qui peut la toucher de près ou de loin (émotions, microbes, climat, pollution). De ce fait, elle a nécessairement besoin d'alliés. Le premier en tête de liste est **la discipline personnelle**.

La **santé** n'est pas immortelle et la maladie n'a pas d'ami. Or, lorsqu'on prend à cœur sa **santé**, on surnomme cette discipline **l'appréciation**.

- apprécier sa santé, c'est jouir de chaque seconde de sa vie;
- apprécier sa santé, c'est se ressourcer dans la nature;
- apprécier sa santé, c'est se remplir de l'énergie des fruits et des légumes, de l'air pur, des temps d'arrêt, des moments pour soi ainsi que des moments pour respirer, réfléchir et profiter de la vie.

Cette discipline permet de combattre les maladies ou de mieux se protéger.

Cette discipline:

- vous fait choisir entre ce que vous devez et ce que vous voudriez;
- vous fait fermer le téléviseur afin d'aller prendre une marche dans la nature;
- vous fait choisir le plat de fruits au lieu d'un morceau de gâteau;
- vous redonne le contrôle dans les moments de panique;
- vous permet d'amasser des réserves de calme dans votre cerveau;
- vous permet de différencier la santé de la maladie;
- vous empêche de perdre des énergies pour rien;
- vous permet de parvenir à votre but.

La discipline personnelle est le fil conducteur qui vous permet:

1. d'améliorer votre qualité de vie;
2. de découvrir vos potentiels et ce que vous êtes vraiment;
3. de faire ce que vous voulez;
4. de contrôler votre attitude et vos habitudes.

Ce fil conducteur représente des actions prises qui, lorsque mises en pratique régulièrement, guident votre vie. Il arrive parfois que la santé soit court-circuitée par une situation négative. À ce moment-là, la discipline vous permet de réévaluer vos comportements, vos actions, vos angoisses, vos projets. Bref, elle vous permet de refaire un bilan complet.

La discipline n'exige aucunement la perfection. Elle sert de guide, de radar, **de test**; elle existe pour vous permettre de vous améliorer, de grandir, de voir clair, d'adopter une saine attitude physique et mentale. Elle impose un respect de ce que vous êtes en tant qu'être humain; elle vous invite à respecter les règles de la vie; elle refait votre beauté intérieure et trace votre cheminement. La discipline personnelle n'est pas là pour dicter, elle est là pour guider, renseigner et aider à faire des choix sains.

Nous vivons dans une société où chacun de nous devient un exemple. Or, une société équilibrée vient de gens équilibrés; s'il n'y a pas de discipline, il n'y a pas d'équilibre. La discipline permet de mieux s'adapter aux changements constants et rapides; elle permet des temps d'arrêt, donc du temps pour mieux s'orienter. La discipline personnelle est un point de départ solide qui permet de vous concentrer sur ce qui vous reste à faire pour vous aider et aider les autres. Elle est toujours là. Libre à vous de vous servir et de l'adapter à votre vie, sinon...

La discipline personnelle est un réservoir dans lequel vous pigez au besoin. Elle vous amène à créer des changements minimes qui, petit à petit, tracent la voie vers une vie équilibrée.

La discipline est aussi une horloge qui vous indique que vous devez trouver du temps pour vous, pour votre famille, pour vous améliorer, pour dialoguer, pour vous exprimer, pour vous recueillir. Malheureusement, on trouve rarement le temps: l'horaire est trop chargé.

L'horaire de la discipline	
Quand?	N'importe quand
Où?	N'importe où
Pourquoi?	Pour votre bien-être
Comment?	À votre choix

- pour réfléchir;
- pour faire des choix sains;
- pour remercier le Créateur pour sa bonté et son amour;
- pour vous récréer dans la nature, la regarder, l'écouter;
- pour apprendre à vous féliciter et cesser de vous critiquer et de critiquer les autres;
- pour vous reposer, mieux vous alimenter, jouer et laisser sortir l'enfant en vous;
- pour refaire vos énergies, pour refaire vos forces et sourire à la vie;
- pour apprécier vos proches, votre famille, ce qui vous entoure, ce que vous avez;
- car la maladie n'a pas de temps, n'a pas d'ami et parfois même ne pardonne pas;
- pour rendre un petit service à ceux qui sont dans le besoin;
- pour celui qui a besoin d'être écouté;
- pour dire merci;
- pour méditer.

J'ai moi-même trouvé un peu de temps,
c'est ce qui m'a permis d'écrire ce que vous lisez.
Merci de prendre ce temps.

Chapitre 12

Le bonheur

Le « syndrome de la sécheuse »

Je me demande parfois si les gens sont assez forts pour vivre dans la société actuelle. Pourtant, c'est nous qui, communément, avons créé cette société. Il faut croire que, en cours de route, on a perdu les plans. Toute cette architecture de bonnes intentions et de réalisations techniques semble s'être transformée en gigantesque labyrinthe où de plus en plus de gens se sentent perdus.

Le problème le plus flagrant dans notre société est la perte de contrôle. Au début du siècle, un médecin français, le Dr Laroussinié, notait déjà un accroissement démesuré des cas de maladies nerveuses partout dans le monde. Il attribuait cette anomalie à la poursuite effrénée du bien-être immédiat, à l'accumulation des biens matériels, à la danse, à l'alcool et aux voitures rapides. « **Tout cela**, écrivait-il, **contribue à former des nouvelles générations de gens manquant d'équilibre et de contrôle, des gens impulsifs et dangereux.** » Que dirait-il s'il vivait aujourd'hui !

Même réflexion chez le Dr Jacobson qui écrit dans son livre sur la relaxation : « Notre société est vigoureuse et en pleine expansion. Elle nous offre de perpétuelle stimulation. Les difficultés du moment et les efforts faits de partout pour bien rebâtir notre système économique n'ont contribué qu'à jeter de l'essence sur nos esprits embarrassés. » Dans tout cela, l'être humain est emporté dans sa course, il ne dirige plus ses pas. Assailli par des stimulations de plus en plus nombreuses, par des sollicitations de plus en plus urgentes, l'homme a perdu de vue ses priorités intérieures. Résultat: **notre société «fonctionne sur le pilote automatique», une société de brebis qui se suivent, sans trop savoir pourquoi.** j'appelle ce résultat, dans mon jargon médical, **le «syndrome de la sécheuse».** On tourne, on s'étourdit, on compense sans penser et sans réfléchir. Il n'est pas étonnant qu'on ait parfois l'impression d'être «brassé» plus qu'on ne le voudrait.

La course

Le problème dans tout cela, c'est que l'évolution mentale des gens ne connaît pas nécessairement un essor aussi prestigieux que celle qu'on voit dans les domaines financiers, artistiques, technologiques et scientifiques. Les méthodes et les outils s'améliorent de jour en jour, mais l'humain traîne la patte... Cette situation crée des attentes irréalistes, des frustrations, des tensions, bref, un surcroît de stress. Et ce stress dégénère en maladies psychologiques et organiques.

Le Dr Maltz résume très bien ce phénomène: «Les gens souffrent actuellement de combustion interne. Ils vivent dans une marmite qui est prête à éclater en tout temps.» Dans ces conditions, il n'est pas étonnant que la nervosité, la fatigue, l'insomnie, l'angoisse, les troubles digestifs et les maux de tête représentent 80 p. 100 des diagnostics émis par les médecins en cabinet privé. Ces changements affectent non pas 1 personne sur 10, sur 5 ni même sur 2; ils touchent chacun de nous. Il s'agit du «**syndrome de la sécheuse**»: on tourne et on...

Freiner au bon moment

Il serait facile (mais inutile) de jeter le blâme sur la société actuelle. La société n'est rien d'autre que nous tous mis ensemble. Au bout du compte, c'est nous qu'il faut changer. Que faire, alors? Notre vie, notre santé et l'évolution même de notre espèce sont basées sur notre faculté de nous adapter aux situations nouvelles, de nous orienter dans des conditions difficiles, mais, pour être en mesure de le faire, il faut un **minimum** de temps. Et pour cela, il faut prendre le temps de s'arrêter. Pour avoir les idées claires, il faut sortir de la «sécheuse»! Pour reprendre le contrôle de sa vie et de ses priorités, il faut s'arrêter pour réfléchir, cultiver le calme et la paix intérieure, s'efforcer d'avoir une attitude positive quelles que soient les circonstances. Il faut savoir rebondir après un échec et s'imposer une discipline de vie qui vienne de l'intérieur et non du monde extérieur. Il faut apprendre à s'affirmer et à se sentir bien avec soi-même et avec les autres ainsi qu'accepter que la vie soit un apprentissage sans fin.

Chacun de nous vit des situations difficiles auxquelles il ne semble pas y avoir de solutions. Pourtant, il y en a toujours. Il suffit de prendre le temps de les trouver. Évidemment, notre société est la championne des solutions rapides, des remèdes instantanés, des solutions miracles et des potions magiques. Mais ce n'est pas elle qui dictera les vraies solutions. Lorsqu'on emprunte les solutions de quelqu'un d'autre ou qu'on les achète à prix d'or, on ne fait que se remettre la tête dans une autre «sécheuse».

Lorsqu'on vit des situations difficiles, la vraie solution consiste à reprendre le contrôle de son véhicule (physique et psychologique). C'est un travail qui ne peut se faire que de l'intérieur et qui ne se réalise pas du jour au lendemain. Si on ne se sent pas la force de l'effectuer, pourquoi ne pas se tourner vers le Créateur, allié désintéressé de tous les instants? Je ne dis pas qu'il faille s'enfermer dans son petit monde à soi. Je pense seulement qu'on doit chercher à préserver son identité en toute occasion, même au siècle de la vitesse actuelle. Les Romains avaient une très belle expression pour énoncer ce fait: *Festina lente*. Elle signifie: «Dépêche-toi... lentement».

Les habitudes

Il n'existe pas de zones grises ou neutres dans les habitudes, il n'y en a que deux sortes : les bonnes et les mauvaises. Une habitude se définit comme une disposition acquise par la répétition. Une habitude, bonne ou mauvaise, est apprise, acquise et retransmise par l'entourage ou la famille. Vous arrive-t-il de vous sentir prisonnier d'habitudes que vous souhaiteriez ne pas avoir? L'être humain, de par sa nature, apprend par l'exemple, par la répétition. Les habitudes sont parfois positives; par contre, beaucoup d'entre elles sont nuisibles ou même néfastes. Le schéma d'action que nous avons appris peut jouer ou non en notre faveur.

Sous-estimer la puissance du cerveau humain est dangereux. Il s'agit d'un ordinateur, d'un outil merveilleux qui possède toutes les ressources nécessaires pour emmagasiner les informations essentielles à l'accomplissement de nos activités quotidiennes, routinières. Cet organe absolument extraordinaire, d'un potentiel illimité, peut utiliser les informations accumulées sans même faire appel au conscient.

Le fait de répéter les mêmes gestes ou d'exécuter les mêmes actions à maintes reprises imprime ces gestes dans le cerveau et finit par les transformer en réflexes quasi automatiques. Nul ne peut se vanter de n'avoir que de bonnes habitudes. Personne n'est à l'abri des mauvaises habitudes qui, sous forme de vilains petits défauts, nuisent souvent à une démarche personnelle saine.

L'emprise des mauvaises habitudes

Les habitudes peuvent varier d'un individu à l'autre, et parfois une mauvaise habitude chez l'un peut être salutaire chez l'autre. On peut parfois reprocher à une personne de trop parler, de trop dire ce qu'elle pense, alors qu'à une autre on reproche son mutisme. Pouvoir s'exprimer est souvent salutaire pour la personne qui le fait sans gêne, alors que la maladie peut se manifester chez celle qui est trop introvertie.

Les mauvaises habitudes exercent leur emprise sur les gens, une emprise dont il est parfois presque impossible de se défaire. Le père Charles Plourde écrit: «Si, dans ton miroir, ta figure te déplaît, ne casse pas le miroir. Ce n'est pas le miroir qu'il faut casser, mais toi qu'il faut changer.» Cela est facile à dire, mais très difficile à faire.

On se plaint parfois des difficultés auxquelles on est confronté tous les jours: la famille, le travail, les obligations, les responsabilités, etc. Lorsqu'on s'arrête pour analyser de façon honnête son quotidien, on remarque que les mauvaises habitudes avec lesquelles nous devons composer nous bloquent. Je le répète: changer ses mauvaises habitudes est ce qu'il y a de plus difficile en notre bas monde, car presque tout devient habitude. Il existe aussi un problème majeur en chacun de nous: il est toujours difficile d'admettre ses faiblesses ou ses torts.

Elles font partie de nous

L'étape essentielle et la plus difficile à franchir consiste à avouer ou à admettre que chacun de nous entretient de mauvaises habitudes. La perfection n'existe pas. Faire comprendre aux gens, que je reçois en consultation, qu'ils ont développé de mauvaises habitudes est le plus difficile. Où est le problème? Pourquoi est-ce si difficile d'admettre qu'on entretient de mauvaises habitudes?

Le problème est souvent inconscient et compliqué par le fait que nos habitudes nous échappent, tellement elles font partie intégrante de notre vie. Tous, nous ne vivons que pour satisfaire nos habitudes et, par elles, nous sommes récompensés ou punis.

En matière de santé, les gens me prouvent chaque jour que les mauvaises habitudes devancent, et de loin, les bonnes. Si nos actions ou habitudes sont imperceptibles, c'est qu'elles sont devenues des actions normales. Le cerveau n'a alors plus qu'à enregistrer ce qu'il considère comme normal. C'est déjà inscrit. On peut comparer ce phénomène à un professionnel de la scène qui, 200 fois dans l'année, répète le même spectacle: après un certain temps, tout est automatique et inscrit dans son cerveau.

Souvent, on refuse d'en parler

Parfois des gens me disent ouvertement: «Docteur Lapointe, je combats une dépendance à l'égard de l'alcool, de la drogue, de la mauvaise humeur, du négativisme, de la mauvaise alimentation, de l'agressivité incontrôlable.» Malheureusement, de deux habitudes, il est toujours plus facile d'adopter la plus **malsaine**. Je crois qu'on a réglé 50 p. 100 du problème quand on est conscient ou qu'on s'avoue être aux prises avec une mauvaise habitude. Le fait que nos pensées sont façonnées par nos habitudes complique souvent la situation. Et nos habitudes, elles, proviennent pour la plupart de nos désirs. L'être humain est heureux lorsque ses désirs se concrétisent et il prend souvent des détours, il utilise inconsciemment des subterfuges pour parvenir à ses fins. Il en va de même des habitudes. Elles se développent sans que les gens se rendent compte des conséquences indésirables qu'elles entraînent.

Le problème à envisager est celui-ci: lorsqu'on prend conscience d'une mauvaise habitude et que, pris au piège, on décide de la changer ou d'y remédier, on tente de s'en libérer, mais on n'y parvient pas. On fait tout notre possible pour s'en débarrasser, mais «elle est coulée dans le béton». Trop souvent, on n'ose même pas en parler. Que faire? Comment s'en sortir? Se poser des questions, c'est déjà faire les premiers pas vers une solution. **La liberté s'arrête là où l'habitude s'installe. Il faut souvent sortir d'une habitude pour entrer dans la connaissance.**

Perdre ses mauvaises habitudes

Le meilleur moyen de vaincre une mauvaise habitude une fois pour toute est de l'assassiner. Mais chose dite n'est pas toujours faite. Il va de soi que les habitudes diffèrent selon chaque personne. Certaines habitudes sont plus fortes que d'autres, mais toutes (à la base) proviennent de la répétition des mêmes gestes. Rien n'est plus facile que de s'enliser dans ce qui nous plaît ou de répéter le déjà vu. Prendre conscience de ses habitudes n'est pas nécessairement chose facile. Cependant, le fait de savoir qu'elles existent, ainsi que celui de découvrir comment et pourquoi elles sont ancrées dans notre cerveau, constitue le premier pas vers la découverte de soi.

Nulle habitude ne crée plus de dépendance que celle qui nous attache par des principes trop rigides. Voilà pourquoi il est difficile de reprendre le contrôle de sa vie. Assassiner une habitude qui nuit... est peut-être un vœu pieux, car on n'a pas toujours les outils pour y parvenir, j'en conviens. Prendre conscience d'une mauvaise habitude est une chose, mais la corriger en est une autre. Il faut savoir que l'être humain n'aime pas nécessairement le changement, ou plutôt qu'il l'accepte dans la mesure où cela ne le touche pas personnellement. Le changement menace nos acquis, il perturbe notre routine, il nous place devant l'inconnu, bref, il dérange. Tout changement provoque une lutte intérieure, un désagrément.

Donc, les premières règles pour remédier à ses mauvaises habitudes sont les suivantes.

1. Vouloir

Si vous voulez, vous pouvez. Personne ne peut le faire à votre place et celui qui le veut vraiment peut vaincre ses habitudes. Remplacer une mauvaise habitude par une bonne est possible, mais il faut d'abord vouloir. Et, au fond, n'est-ce pas une grande victoire que de venir à bout d'une habitude détestable qui nous tyrannise?

2. Attention aux excuses

Comment résistons-nous aux changements? Nous sommes conditionnés par nos habitudes, façonnés par elles; une fois qu'une habitude est bien installée, elle devient invisible à l'esprit. Et là, nous essayons de l'ignorer. On la justifie par des excuses et des faux-fuyants. Après tout, les excuses pour ne pas les voir sont tellement faciles: «Je suis comme cela...», «J'ai tout fait, tout essayé, mais sans résultat. » Tournure d'esprit dangereuse, car cette façon de penser ne fait que renforcer l'emprise que les mauvaises habitudes ont sur nous. La motivation demeure la pierre angulaire du changement; sans elle, il n'y a pas d'action, pas de changement. La règle précédente s'applique alors: si vous voulez, vous pouvez, donc vous agissez. Il faut rejeter les excuses faciles, sinon on ne fera jamais le premier pas.

3. Briser le réflexe

Comment? Il faut apprendre à reconnaître les moments où vous succombez à vos habitudes. Quelle est la solution, le mot, l'élément, la circonstance qui déclenche le réflexe de la mauvaise habitude? Le fait de savoir en quelles circonstances vous vous fâchez, vous vous adonnez à l'alcool, à la drogue, à la bouffe, à la médisance, à la jalousie, etc., vous offre un moyen de briser le réflexe et de passer à autre chose. En soi, le principe est très simple: il suffit de remplacer les mauvaises habitudes par de bonnes. Pour remédier à la déprime et au découragement, plutôt que de vous lancer à corps perdu dans le frigo, allez marcher, faites de l'exercice; créez une nouvelle habitude positive et mettez-la en concurrence avec la mauvaise. Faites des choses qui vous permettront de vous améliorer et, de ce fait, vous améliorez votre perception de vous-même.

4. Aucune chance

Casser une mauvaise habitude petit à petit ne mène nulle part. On ne doit lui laisser aucune chance: on n'arrête pas de boire ou de fumer petit à petit. On cesse d'un coup. Abandonner totalement la pratique d'un comportement est de loin la meilleure façon de rompre avec des mauvaises habitudes. C'est par la répétition de la ponctualité et de l'accomplissement d'un geste que se forme l'habitude; elle ne refuse jamais une invitation. Cela requiert un engagement ferme de votre part. Il ne doit jamais y avoir de demi-mesures. C'est votre choix; on garde ou on coupe.

5. *Esprit positif*

Il ne faut jamais céder aux sentiments négatifs. Oui, retomber est possible, mais relevez-vous, repartez, il ne faut pas vous décourager. Il vaut mieux être vainqueur que demeurer esclave. Contrôler ses mauvaises habitudes signifie contrôler sa vie. La motivation, la détermination et l'enthousiasme mènent vers le succès. Il s'agit simplement de vous créer des possibilités positives.

6. *Demander de l'aide*

Les gens ont tellement peur de changer des choses: ils ont tellement peur que les autres découvrent ce qui est pourtant parfois si facile à dépister. Il est malheureux que ce que l'on déteste peut devenir — et devient effectivement — vite agréable avec l'habitude. Lorsqu'une personne est triste, elle aime la présence des gens tristes. Lorsqu'une personne est malheureuse, elle en vient à aimer la présence des gens malheureux. Être conscient d'un problème ne veut pas nécessairement dire qu'on prend les moyens pour trouver la solution. Il existe des gens compétents qui peuvent vous aider, consultez-les. Parfois le simple fait d'écouter la remarque d'une personne peut déclencher chez vous le réflexe de changer. Rompre avec une mauvaise habitude représente une grande victoire. Pour cela, cependant, il faut commencer quelque part. Le meilleur moment pour le faire, c'est aujourd'hui. Les petites habitudes peuvent devenir grandes. **En développant une nouvelle habitude, on parvient le plus agréablement possible à se détourner d'une mauvaise habitude.**

Mille coquilles

Je compare souvent la situation de l'être humain à celle d'un poussin qui sort de sa coquille. Après avoir passé un bon moment dans l'obscurité, il trouve la liberté. Dans son abri, il a grandi, il a accumulé de l'énergie et des forces, puis le jour arrive où il est prêt à partir. Il rassemble alors ses efforts et brise les murs de sa coquille pour sortir au grand jour. Enfin libre, il entre de plain-pied dans la lumière, il naît à la liberté, à la vie. L'être humain vit une situation similaire à celle du poussin, à la différence qu'il n'a pas seulement une coquille mais plusieurs et qu'il passe sa vie à les briser.

Pour l'être humain, les coquilles représentent les impasses, les situations difficiles, les difficultés qui paraissent insurmontables. Elles correspondent aussi aux peurs et aux illusions qui nous font vivre dans la noirceur de l'âme et nous empêchent de grandir, d'évoluer, d'accéder à la lumière d'une existence pleine et satisfaisante. Chacun de nous vit des épreuves, et nos petites coquilles, comme autant de cicatrices, renferment tour à tour un secret douloureux, un manque d'amour, des souvenirs de violence ou d'abus, des émotions troublantes, des batailles, des défaites, des peines, des deuils.

Ces coquilles sont d'épaisseur variable. Certaines sont minces et laissent entrevoir la lumière du jour; elles disparaissent généralement avec le temps sans laisser trop de traces. D'autres sont plus épaisses, plus rigides; celles-là nous enferment si bien qu'on a l'impression qu'on ne s'en sortira jamais. Ces coquilles sont de terribles handicaps. D'abord, elles nous isolent, elles annulent tous nos efforts, elles nous enlèvent notre joie de vivre. Elles sont source d'angoisses et de malaise, et peuvent même avoir des répercussions néfastes sur notre santé. Parfois même, pour mieux nous enfermer, elles s'entourent d'une coquille englobante qui nous paralyse et nous convainc qu'on est «fait à l'os» et pour la vie: **c'est la coquille de la peur**.

L'éclosion

La situation serait bien noire si l'histoire s'arrêtait là. Heureusement, l'être humain, comme le poussin, possède en lui un réservoir d'énergie, une force de vivre. Avec un peu de volonté, il arrive à percer ses coquilles: ce fait s'appelle «l'espoir». Et l'espoir nous permet de nous en sortir.

Comment arrive-t-on à percer ses coquilles? D'abord, par la **foi, foi** en ses capacités et en la vie: une lumière se trouve toujours au bout du tunnel, et tant qu'il y a de la vie, il y a de l'espoir. Puis, par l'**effort**, il ne faut jamais s'avouer vaincu: on doit toujours penser aux solutions. Ensuite, par la **patience**, Rome ne s'est pas bâtie en un jour, et il faut laisser le temps faire son œuvre; on ne surmonte pas un deuil en deux semaines, tout comme on n'exorcise pas les fantômes de son passé en quelques heures. Également, par la **persévérance**, quel que soit le but qu'on vise, on l'atteint rarement du premier coup. Enfin, par l'**aide**, bien souvent un guide, un conseiller nous aidera à voir nos coquilles et à prendre un sain recul par rapport à elles.

En ayant tous ces atouts en main, on arrive à développer des stratégies qui nous permettent de tourner tous ces handicaps, tous ces sentiments d'impasse, à notre avantage. Si on le réussit, au lieu de nous écraser, nos coquilles nous auront permis de grandir, d'évoluer.

Des stratégies pour sortir de sa coquille

Attention au sentiment de culpabilité

Personne n'est parfait et l'important dans la vie est d'apprendre. Il faut savoir se féliciter de la même façon qu'on félicite les autres. Il ne faut pas voir que ses erreurs: regardez aussi ce que l'on fait de bien.

Attention à la déprime

On ne peut pas toujours être de bonne humeur et pimpant, c'est évident; mais il ne faut pas laisser la vie prendre le dessus sur nous. Lorsqu'on a le sentiment de dévaler la pente, il faut faire du renforcement positif; ce qu'il y a de bien dans la vie, mettez-le en valeur et servez-vous-en pour progresser. Il est également bon de s'entourer de gens positifs. Finalement, quand vous avez l'impression de valoir moins que rien, tournez votre regard vers ceux qui sont plus mal pris que vous et aidez-les. Vous retrouverez vite la confiance et le sentiment de votre valeur.

Le corps est un baromètre extraordinaire

Un corps qui se plaint est un corps qui souffre: il faut prendre le temps de l'écouter. Je dis souvent ceci: ce qui ne s'exprime pas s'imprime. Une blessure qu'on soigne mal laisse inévitablement des cicatrices. N'attendez pas, ne vous racontez pas d'histoires: allez directement au problème.

La plus grande pilule de courage, c'est apprendre à se connaître, savoir qui on est, sans masques et sans mensonges. Ainsi, on arrive à canaliser ses énergies et à briser ses coquilles. L'amélioration du monde commence toujours par l'amélioration personnelle.

Le bonheur s'achète-t-il?

Deux notions fondamentales préoccupent les gens: le bonheur et l'équilibre. Pourquoi cette préoccupation? Simplement parce qu'ils sont tous les deux essentiels à notre santé physique et mentale. Pourtant, ils semblent constamment nous échapper. Avons-nous raison de nous sentir à ce point frustrés? Pour certains, le bonheur représente l'accumulation de biens matériels; pour d'autres, le plaisir immédiat; pour d'autres encore, l'assurance de ne jamais manquer d'argent.

Comment arrive-t-on à être heureux? Que faut-il faire pour trouver le bonheur? Peut-on l'acheter? Où se cache le marchand de bonheur? Les gens malades peuvent-ils être heureux? Quelle est la différence entre une personne heureuse et une malheureuse? Quels obstacles nous empêchent de parvenir au bonheur? La chance a-t-elle à voir avec tout cela?

Ben Sweland résume le bonheur comme suit: «C'est créer en nous cette joie de vivre qui nous rendra contents de nos actes et de nos pensées.» Combien de gens peuvent se vanter de vivre selon cette définition? D'après le Dr Maxwell Maltz, le pourcentage des individus se situe entre 1 p. 100 et 3 p. 100. Quant aux autres, ils cherchent constamment le secret du bonheur.

Le bonheur ne se donne pas, ne se prête pas, ne se loue pas et ne se commande pas. Il ne dépend pas non plus des gens et des choses qui nous entourent. On me demande souvent, comme médecin, si la santé est un gage de bonheur. Je trouve difficile de répondre à cette question puisque beaucoup de gens malades ne se plaignent pas et ne sont pas amers envers la vie. Personnellement, j'aurais plutôt tendance à croire que la santé est nécessaire au bonheur, en ajoutant toutefois que le bonheur, lui, est essentiel à la santé.

Où trouver le bonheur?

Personne ne peut apporter une réponse magique à cette question. À mon avis, rien ne sert de chercher très loin. Le bonheur est dans la tête de chaque individu et dans son cœur. Il est dans sa façon de penser et dans son for intérieur. Sans quoi c'est un peu comme essayer d'être en santé en agissant à l'opposé de ce que prêchent les règles les plus élémentaires.

Qui d'entre nous ne rêve pas de trouver un jour le bonheur? Le problème, c'est que la plupart du temps, on n'a pas la moindre idée de ce que l'on cherche. On définit le bonheur comme un état de complète satisfaction, de chance, de plaisir, de plénitude, de richesse. Certains disent qu'il est là, à la portée de la main, prêt à être cueilli; d'autres affirment que son bonheur, on le fait soi-même, que c'est en soi qu'on le trouve. Certains cherchent la source miraculeuse qui leur apportera la béatitude; pour d'autres, ces soi-disant miracles sont des artifices, des substituts, de la fumisterie, c'est-à-dire tout ce qui peut répondre aux besoins du moment. Bien souvent, le bonheur devient une espèce de fourre-tout dans lequel on met toutes les choses qu'on n'a pas.

Moi, je crois qu'une partie de la définition du bonheur se trouve dans le mot «bonhomie»; les «dictionnaristes» le définissent ainsi: **simplicité** dans les manières, unie à la **bonté** du cœur. Le terme «bonheur» ne pourrait-il pas justement se résumer en deux mots: simplicité et bonté? On a tout à gagner en étant honnête et le monde nous apparaît drôlement plus agréable lorsqu'on demeure simple, c'est-à-dire soi-même. Pourquoi se compliquer la vie? Il faut reconnaître qu'elle n'est pas toujours facile, mais j'ai l'impression qu'on fait tout pour la rendre complexe, chacun à sa façon. Lorsque j'observe les gens, j'éprouve la sensation que la vie se moque de nous; elle rit de nous parce que nous n'avons jamais appris à vivre avec elle. Mandino écrit ceci: «Riez de vous-même et de la vie, non pas par dérision, mais en utilisant le rire comme remède, comme une drogue miracle qui calmera votre douleur, guérira votre dépression et vous aidera à analyser à sa juste valeur votre terrible défaite du moment.»

Être heureux, c'est savourer tous les jours de petites victoires, de petites satisfactions personnelles, de petites récompenses qu'on s'accorde. Rien de farfelu, que de petites choses simples. Être heureux, c'est partager, donner, se faire plaisir à soi-même et aux gens de son entourage.

Être heureux

Il est difficile de semer le bienfait autour de soi quand on est dominé par la haine, la frustration et un esprit négatif. Et plusieurs individus n'ont-ils pas toujours l'impression que le bonheur est installé chez les voisins: que les autres sont plus heureux, qu'ils n'ont aucun problème, que la vie est toujours bonne pour eux. Mais on ne vit pas leur vie et on oublie que chacun a ses tracas; on entretient ainsi l'illusion.

Pour récolter le bonheur, il faut d'abord semer. Et le bonheur s'installe dans les petites choses de la vie. Cela suppose qu'une personne s'accepte avec ses défauts et ses qualités tout en cherchant à s'améliorer, à changer et à évoluer.

Être heureux, c'est savourer les bons moments de la vie, car il y en a. Et pourquoi pas? La vie est si courte. Être heureux, c'est aussi apprendre à faire des choses, à s'accepter, à accepter les autres, à essayer de ne pas nuire autant que possible à sa santé physique et mentale; c'est également vivre en fonction de ce qu'on a et non pas de ce qu'on voudrait. Pourquoi pleurer ce qu'on n'a pas? De toute façon, ce n'est pas en accumulant des richesses qu'on devient heureux; dans ma pratique de tous les jours, je vois autant de gens riches et malheureux que de gens pauvres et heureux.

Le bonheur se trouve dans les choses simples, dans le calme et la tranquillité, dans la paix intérieure. Comme le dit le Dr Maltz: «Enlevez l'écran du malheur devant vos yeux.» Sortir de la routine, apprécier la vie chaque seconde, apprécier sa santé, sa famille, la nature et son travail, c'est cela le bonheur.

Il est difficile d'évoluer sainement en ce bas monde si on vit uniquement en fonction de ce que pensent les autres et de ce qu'ils vont dire. Il est encore plus difficile d'essayer d'être heureux quand on vit dans la peur. La plus grande peur est celle d'être jugé par les autres. Une des façons de trouver la paix intérieure est d'abord de vaincre cette peur — l'opinion d'autrui — qui traumatise les gens et les rend carrément malades.

Se comparer aux autres, les envier ou les jalouser n'apportent que frustration, rancœur et méfiance. Il est impossible d'aimer la vie quand notre cœur est saturé d'envie, d'hostilité et d'agressivité, surtout lorsqu'on ne s'accepte pas. Bien qu'il puisse se cacher derrière les futilités, il est malheureux de rechercher le bonheur dans le rêve alors qu'il est souvent à notre portée.

On rêve de grandes choses, alors que les plus belles sont gratuites. Pour la personne qui ne veut rien voir, le bonheur est constamment hors de vision. Les gens ont de la difficulté à se satisfaire de ce qu'ils ont: ils recherchent toujours plus sans jamais se contenter. Pourquoi autant d'acharnement? Le même phénomène se produit lorsqu'il est question de santé. On la néglige; on nourrit mal son corps et son esprit; on fume, on boit et on consomme des médicaments comme si le corps était une machine et que les médecins étaient des mécaniciens pouvant tout réparer. Pourquoi rêver de santé globale si on n'est pas prêt à faire ce qu'il faut pour l'obtenir?

L'équilibre

Les chimistes définissent l'équilibre comme l'état d'un corps dont la composition ne varie pas; pas de changement inattendu, pas de catastrophe, il repose en lui-même, solide et stable. Chez l'humain, l'équilibre pourrait se traduire ainsi: pondération, calme, disposition harmonieuse, bon fonctionnement de l'activité mentale. Il s'agit de **la fermeté du roc alliée à la souplesse de l'eau.** Qui de nous peut se vanter de posséder ces différentes qualités? Elles sont pourtant essentielles à la santé et à la vie. **La perfection d'un être humain se reconnaît à l'harmonie de ses facultés.** Imaginez-vous un instant le scénario catastrophique qui nous serait offert si la nature elle-même ne maintenait pas un état d'équilibre.

En ce qui a trait à la santé, que veut dire «l'état d'équilibre»? Il signifie d'abord que le corps humain ne peut se maintenir en équilibre si on en abuse continuellement. L'esprit ne peut rester en équilibre s'il est toujours en état de surexcitation ou d'activité nerveuse (anxiété) anormale. L'équilibre, c'est une question de dosage. Il est important de garder un équilibre entre les actions suivantes: trop en faire et ne rien faire du tout, trop en donner et ne rien donner, trop travailler et ne jamais travailler, avoir du caractère et être toujours en colère, trop pratiquer un sport pour son plaisir et en développer une obsession, effectuer deux choses à la fois en les faisant bien et en entreprendre dix, sans jamais en terminer une, passer son temps à se déprécier et se prendre pour un autre en ne faisant rien de bon.

En fait, l'équilibre, c'est éviter de passer d'un extrême à l'autre, c'est éviter de mettre tous les œufs dans le même panier. Je compare cet aspect de l'équilibre à la façon de gérer la fabuleuse somme de un dollar. On peut en donner une partie, la partager, mais on peut aussi en économiser une partie et se gâter avec le reste. **L'équilibre, c'est d'être capable de posséder du sang-froid et un cœur chaud en toute situation. Savoir se réprimander quand il le faut et être satisfait de soi lorsqu'on le mérite, voilà un indice certain de juste équilibre et de bonne santé mentale.**

Vivre le moment présent

Il est plutôt difficile de se sentir bien et de vivre heureux lorsque 40 p. 100 des choses dont on s'inquiète se situent dans le passé, 50 p. 100 dans l'avenir et 10 p. 100 dans le présent. Les gens ont presque toujours le regard tourné vers le futur, ils investissent en fonction de ce qui est à venir. Il est important de se rappeler que le bonheur ne s'achète pas et que le rechercher quotidiennement constitue sa plus grande richesse. Une journée à la fois, voilà ce que demande le bonheur. Il s'avère inutile de pleurer sur son passé, c'est terminé. Pourquoi se tourmenter en pensant à l'avenir, à ce qui n'est pas encore arrivé? L'important, n'est-ce pas de vivre et d'embellir chaque instant de notre vie? N'est-ce pas de faire en sorte que chaque journée soit si belle qu'il vaille la peine de la garder en mémoire? Le paraître ne rend pas les gens heureux. Le bonheur, c'est ce que l'on vit et projette; c'est l'empreinte qu'on laisse sur la route de sa vie. Mais pour voir cette trace, on doit encore faire le premier pas. Il faut bien comprendre que le désir d'agir ne s'impose pas de l'extérieur; c'est en soi seulement qu'on trouve l'impression de la réussite.

Cultiver le bonheur

Lors de mes conférences, je rappelle toujours aux gens que le bonheur est en soi. Malheureusement, les rêves impossibles, l'envie, la jalousie et l'importance accordée à ce qui est superficiel ne font qu'entraver la poursuite vers le bonheur ou vers une certaine paix intérieure. Tout le monde cherche le bonheur, mais peu de gens le trouvent. On ne sait pas où le chercher. En fait, on regarde ailleurs qu'à l'intérieur de soi, et c'est là qu'on se trompe. Si j'insiste sur le bonheur, c'est qu'il est intimement relié à la santé d'une personne.

Le bonheur est un mode de vie que chacun peut choisir et accepter. Il s'agit d'une philosophie fondée sur l'équilibre des émotions, sur la clarté de l'esprit, sur le plaisir de se sentir bien dans sa peau et de voir les autres heureux. Et c'est pourquoi tout mouvement contraire à cet état d'esprit et toute énergie négative auront des répercussions sur la santé mentale et physique des gens. La société actuelle s'alimente sans cesse d'illusions, laissant croire que le bonheur équivaut au fait de tout se permettre et de tout posséder. Et pourtant, le bonheur, comme la santé, part de nous et doit se réaliser en nous.

Les blocages

L'harmonie de l'esprit contribue à la santé, c'est-à-dire au bon fonctionnement des organes, des cellules et du corps physique. Mais cette harmonie ne se trouve pas dans le désordre ou la cohue ni dans la nervosité. De plus, la santé ne peut pas se définir seulement comme l'absence de maladie. C'est plutôt un bien-être unique empreint de calme et de sérénité auquel chacun doit sans cesse aspirer. Malheureusement, plusieurs blocages freinent l'élan de ceux qui aspirent au bonheur. Voyons certains de ces blocages.

Le bonheur, c'est comme un salaire... cela se gagne

Le bonheur n'est pas un salaire ni une récompense bien méritée après des efforts laborieux. C'est un état d'esprit. Il n'est pas rare, d'ailleurs, de rencontrer des gens qui ont beaucoup de succès, mais qui, pourtant, sont très malheureux.

Pour être heureux, il faut être parfait

Rien n'est plus ridicule! La perfection n'est pas de ce monde, et chacun a le droit de faire des erreurs. Le bonheur est le désir d'évoluer, présent en chacun de nous, et ce désir prend forme dans les paroles, dans les gestes ou dans tout ce qui peut nous aider à évoluer.

Pour être heureux, il faut être chanceux dans la vie

Beaucoup de gens vivent dans l'attente en rêvant de devenir millionnaires, de rencontrer le prince charmant, la fée des étoiles, d'avoir du succès, d'obtenir un poste important, sans se rendre compte que tous ces désirs ne contribuent en rien au vrai bonheur. La clé du bonheur se trouve vraiment en chacun de nous. Le bonheur réside dans notre attitude, dans notre façon de penser, d'aimer, d'apprécier, de contempler, de vivre...

Le bonheur est éphémère, il ne dure que le temps d'une rose

De là l'importance de vivre le moment présent qui, lui, nous permettra de préparer notre futur. On ne doit pas fonder son bonheur sur ce que la vie nous réserve comme surprise, qu'elle soit heureuse ou malheureuse.

C'est impossible d'être heureux, la vie est trop difficile

Voilà une réflexion puérile! Comme pour ce qui est de la santé, la vie a des hauts et des bas. Les malheurs, les tragédies et les catastrophes font partie de la vie au même titre que la joie, le succès et le bonheur. Ce n'est pas l'obstacle en soi qui doit nous importer, mais plutôt la manière d'y faire face et d'apprendre à travers lui. J'aime l'expression qui dit: «Ne remets pas le bonheur à demain. Vis chaque instant de ta vie sans te préoccuper de l'opinion des autres.»

Une meilleure qualité de vie

Je répète sans cesse à mes patients que là où il y a de l'action, il n'y a pas de dépression. L'esprit est ainsi fait: il ne peut pas construire et détruire en même temps; il doit faire un choix. Aujourd'hui, nous ferons le bon choix, et notre thème sera **« l'action »**.

Accomplir, réaliser, manifester, agir, bouger, etc., tous ces termes sont synonymes de «vivre». Vivre, c'est manifester sa volonté en accomplissant des choses. Vivre, c'est agir. Un célèbre alpiniste européen disait un jour en conférence: «Les gens de notre époque sont prisonniers d'un monde artificiel, un monde fondé sur des fausses valeurs. On tremble pour des niaiseries parce qu'on n'a pas connu les vrais dangers.»

Même après 20 ans de métier, j'entends encore des personnes me dire de façon régulière et systématique: «Docteur, je fais des efforts, mais cela ne donne rien.» Les gens ont vite fait d'abandonner. Je ne veux nullement discréditer les jeunes et leur jeter le blâme, mais ils ont très peu souvent à faire «un kilomètre de plus», selon l'expression d'Og Mandino. Pourtant, bien souvent, ces pas de plus font la différence entre «réussir» et «vivre dans la médiocrité».

Après toutes ces années, je reste encore stupéfait devant la facilité avec laquelle notre société jette la serviette. Je pense que l'expression «patience et longueur de temps...» ne fait plus partie du vocabulaire des gens. Au lieu d'agir, on attend après les autres. Il s'agit là d'une des plus grandes sources de stress et de malheur. Il est essentiel de comprendre que personne ne peut réussir pour nous, personne ne peut être heureux ou malheureux pour nous, personne ne peut bouger, vivre, faire des expériences à notre place. Au lieu de bouger, on trouve la sécurité dans la médiocrité. On ne peut se servir des autres comme de béquilles, il faut s'aider soi-même.

Pour surmonter les difficultés de la vie, il faut s'entraîner chaque jour à être heureux. «Donne-nous aujourd'hui notre pain quotidien...» Trop de gens sont prisonniers de leur esprit négatif, de leurs mauvaises habitudes, de leur manque de confiance en eux et de l'image négative qu'ils ont d'eux-mêmes. Il faut oser, faire et se taire. On court après le bonheur et on ne prend même pas le temps de s'arrêter pour être heureux.

Les beautés de la vie

Le simple fait d'être vivant est un grand miracle. La vie elle-même est miraculeuse; elle est secrète, imprévisible et remplie de cadeaux. Un point s'est de tout temps avéré exact: **La vie est comme une banque; on y est sans cesse le bienvenu quand on dépose plus souvent qu'on ne retire.**

Les gens sont beaux, mais peu le savent. Je parle, bien sûr, de la beauté intérieure, celle qui donne des yeux brillants et un sourire éclatant. Se tracasser pour des problèmes futiles, ne vivre que pour les biens matériels et ne pas chercher la simplicité ne constituent pas des signes de beauté intérieure.

On est prêt à acheter des crèmes miraculeuses, à prendre sa douche trois fois par jour, à porter des bijoux coûteux, à se vêtir de superbes ensembles du dernier cri, mais on n'a jamais le temps ni les moyens d'investir dans sa beauté intérieure. On paie pour ne pas vieillir, alors que la jeunesse se conserve par le rire, l'expression et l'exercice. On a tendance à juger les gens d'après leur beauté extérieure, alors que la vraie beauté est dans la tête, dans le cœur et dans la façon de vivre. Qu'importe la crème qu'elle applique sur son corps, une personne mal dans sa peau ne rajeunira pas son intérieur; les crèmes n'agissent toujours qu'en surface. La beauté intérieure ne s'achète pas. L'énergie réelle et l'air pur, seule la nature peut nous les offrir. Pour les personnes belles dans leur tête, ce qui compte n'est pas la dernière crème de beauté, mais plutôt la force dynamique, positive et désireuse de vivre qui réside entre leurs deux oreilles.

Une discipline de vie

On définit souvent la discipline comme un ensemble de règlements à suivre. On se demande, entre autres: Ai-je de l'ordre dans mes affaires? Vais-je arriver à temps? Ma tenue est-elle impeccable? Pour moi, la discipline signifie:

- faire quelque chose pour s'améliorer;
- se prendre en main;
- faire chaque jour des efforts louables;
- être plus beau, plus belle intérieurement;
- avoir un meilleur équilibre;
- s'arrêter pour penser, se calmer et s'orienter;
- avoir un but, un objectif.

La discipline ne va pas de pair avec la nervosité, parce qu'elle déséquilibre le corps et l'esprit. La discipline recherche le bien-être physique et mental. Elle ne se préoccupe nullement de l'extérieur, qui est, en fait, le reflet de l'intérieur. Elle recherche l'alimentation saine, le vrai rire, le vrai dialogue, sans trop se prendre au sérieux.

La discipline enseigne la patience et la compréhension. Elle nous fait avancer, elle nous façonne et elle nous guide. Elle est exigeante, mais elle sait pardonner et elle récompense toujours ceux qui la recherchent. Les beautés de la vie ne sont perçues que par ceux et celles qui prennent le temps de s'arrêter pour se discipliner.

Le négatif

En tant que médecin, je suis très bien placé pour vous affirmer que le négativisme rend les gens malades. **Tel un homme pense, tel un homme est**. Grace Gassette écrit d'ailleurs dans l'un de ses ouvrages: «Pense mal, mange mal, prends mal la vie et tu seras malade.» Je constate de plus en plus, avec les années, que cette dame a raison. En effet, la critique et le «chialage» font partie du quotidien tout en contribuant à bâtir de la haine, de la frustration et de la négativité chez les gens. Le négatif est devenu une façon de vivre, et cela, sans qu'on se rende compte des conséquences néfastes qu'il exerce sur la santé d'un individu.

Les gens critiquent continuellement. Ils ne savent pas qu'ils se détruisent eux-mêmes en semant des idées négatives partout sur leur passage. Je n'ai rien contre la critique constructive, celle qui a recours à l'enthousiasme et à la motivation, mais j'en ai contre celle qui ne sert qu'à faire sombrer les gens dans le désespoir. Il est vrai que la critique peut apporter beaucoup, surtout lorsqu'il s'agit, pour chacun d'entre nous, d'identifier ses défauts et ses faiblesses. Mais pourquoi critiquer autant alors qu'on peut se servir de l'humour pour passer ses messages? En effet, lorsqu'il est manié avec délicatesse, l'humour atteint mieux son objectif que la critique.

Faire des choix positifs

La «négativité» est la pire maladie qui soit. Les gens me disent souvent: «Oui, mais avec tous les problèmes que j'ai vécus, comment devenir positif?» **Attention**: on est souvent l'artisan de ses propres malheurs. Bien sûr, la malchance, les imprévus et les accidents existent, mais en dehors des événements, la réalité nous fait constater que dans 90 p. 100 des cas, la vie est un choix.

Ainsi, j'entends que dans la majorité des cas vous pouvez faire des choix positifs. Vous êtes l'artisan de vos choix. Par contre, la vie ne vous offre pas toujours de choisir dans 100 p. 100 des cas. Par exemple, lors de mortalité, de maladie, d'accidents, de catastrophe naturelle, etc., il s'agit de circonstances parfois incontrôlables de la vie.

L'origine de la pensée négative

En général, les gens sont habitués à penser «problèmes» et non «solutions». Notre éducation nous a appris à penser «fatigue, maladie, défaite, médiocrité». Or, quand on déprécie les autres et qu'on se déprécie soi-même, on coupe son désir de vivre, que ce soit celui des autres ou le sien.

Chaque individu est responsable de la propagation de ce mal qui ne fait que semer le désespoir, qui déclenche des sentiments de doute, de crainte, de tristesse et de déception. En détruisant nos meilleures énergies, le négatif affecte notre physique et notre mental, il nourrit la déprime, l'agressivité et le doute. De là, les tensions musculaires, la défaite, l'autodestruction, et j'en passe. Pourtant, on continue à se laisser manipuler par l'esprit négatif des autres et, surtout, on continue à critiquer sans faire d'efforts pour voir la vie autrement.

Les remèdes

Si les gens arrivaient à se débarrasser de leurs pensées négatives, la société en général serait témoin de multiples miracles. Pour construire une maison solide, on a besoin de bons matériaux. Pour bâtir et édifier sa vie, on a besoin d'idées saines, de sentiments forts, d'un esprit solide et d'une attitude déterminée. Chaque jour, il est important de chasser de son esprit les pensées négatives. Pourtant, j'ai l'impression que les gens mettent plus de temps à ranger leur paperasse qu'ils en mettent à faire le ménage dans leurs pensées. On fait donc le ménage partout, sauf dans ses pensées.

La société telle qu'elle existe aujourd'hui n'est pas l'œuvre du Grand Patron. Nos actions et notre attitude mentale sont à l'origine de ce qui se produit aujourd'hui. On s'emprisonne soi-même avec des idées négatives et destructrices. Après, on se demande pourquoi les hôpitaux manquent de lits et pourquoi les prisons ne sont pas assez grandes.

Nul ne devrait se laisser guider par la négativité, tout simplement parce que cet état va à l'encontre d'une bonne santé physique et mentale. Il faut chaque jour nourrir son esprit d'idées positives et filtrer les pensées qui le traversent afin d'éliminer celles qui sont une entrave à notre évolution.

Grâce à l'harmonie et à la paix intérieure, on peut retrouver le goût de vivre et le désir de voir les autres heureux.

Chapitre 13

Questions et réponses

Question: Comment être positif sans travail? À 44 ans, je suis un homme sans emploi, j'ai l'impression que personne ne veut de moi. J'ai beau vivre d'espoir, mais cela donne quoi. Que faire?

Réponse: Pour l'obtention du résultat escompté, le travail le plus important à faire ne s'effectuera pas par les autres. J'ai l'impression que votre esprit est infecté par le négatif. Cessez de baser votre vie sur les nouvelles négatives et le marasme économique et prenez-vous en main. Croire que les gens sont contre vous est le pire cancer qui soit, car, à ce moment-là, survient l'inertie totale. Le passé, la déprime et les problèmes refont surface. Monsieur, l'échec n'est pas une perte, c'est un coup de pouce pour s'améliorer, chercher, apprendre et se perfectionner. Les gens aujourd'hui pensent «échec» et non pas «réussite». On blâme tout le monde et on fait peu pour changer des choses. On est ce que l'on pense et on devient ce que l'on croit être. Alors, si on voit la vie négativement, si on fréquente des gens négatifs et qu'on ne fait rien pour s'améliorer, les cartes sont alors jouées et on se trouve en faillite. Le plus grave problème aujourd'hui dans la société, ce ne sont pas les gouvernements, mais bien l'image négative que les gens se font d'eux-mêmes, la peur d'essayer et de foncer. Là il y a du souffle, il y a de l'espoir. Entourez-vous de gens positifs, envisagez de changer des choses, changez votre attitude et, si vous reculez d'un pas, avancez de deux. Lorsque la pensée négative devient une obsession, l'esprit et le corps deviennent malades. C'est la raison pour laquelle on parle autant de drogue, d'alcoolisme, de violence et de maladies dans notre société supposément évoluée. Un chirurgien peut enlever une tumeur maligne, mais vous êtes cependant la seule personne à pouvoir enlever la malignité de vos émotions négatives. «Qui veut, peut.» Puis comme le dirait si bien Sol, un artiste québécois, trop de gens souffrent du syndrome du «pauvre de petit moi».

Question: Comment peut-on demeurer enthousiaste quand on effectue un travail plat, abrutissant et sans intérêt? Je suis un homme aux prises avec ce problème, mais je ne sais quoi faire pour le résoudre.

Réponse: Je pose toujours la même question aux gens qui me font un commentaire semblable: «Est-ce que vous avez choisi votre travail ou le contraire?» Lorsqu'il y a absence d'enthousiasme, l'ingrédient principal de la recette manque; perdre son enthousiasme est perdre la lumière, l'essence du moteur, l'émotion vitale. J'ai l'impression que votre recette est incomplète. L'enthousiasme n'a rien à voir avec le sourire ou l'intérieur des autres, il s'agit plutôt d'un désir intérieur, d'un but, d'un pas en avant de plus.

Naturellement, l'énergie et l'enthousiasme vont de pair. Or, lorsqu'il y a fatigue, écoeurement, frustration, ces deux éléments s'éteignent. En travaillant uniquement pour travailler, en n'ayant aucun but au travail, en se sentant inutile ou en effectuant un travail sans savoir pourquoi on le fait, on ne peut s'attendre à autre chose que des résultats médiocres. Travailler sans but, c'est n'avoir aucune détermination et aucune volonté quant à la vie et à tout ce qui l'entoure. Albert Einstein disait que l'être humain est ici pour autre chose que son petit moi et que la meilleure façon de trouver la joie au travail est d'investir en dehors de ses propres petits intérêts personnels; c'est ce qu'on appelle donner du sens à sa vie. Si vous, votre personne et votre vie, vous résumez à un travail plat, révisez vos positions.

Question: Je suis un homme d'affaires de 47 ans et ma tension artérielle a tendance à être élevée. De plus, je trouve que mon médecin s'énerve pour rien. Je mesure 5 pieds 11 pouces, pèse 198 livres et je ne fume pas. Qu'en pensez-vous?

Réponse: Je n'ai pas les données de votre tension artérielle et je ne sais pas si vous avez des facteurs de risque importants. Le fait d'être en affaires ou le fait d'être nerveux, anxieux ou impatient n'est pas automatiquement relié à l'hypertension artérielle. L'hypertension n'est pas une maladie des gens d'affaires, des cadres, des présidents ou des gens soumis à un haut degré de stress. La maladie hypertensive n'a pas d'amis, de race, d'âge, de personnalité, de degré universitaire, etc. Elle peut atteindre n'importe qui. Si votre médecin s'inquiète, il a peut-être raison de réagir ainsi. Au Canada, une personne sur quatre souffrant d'hypertension artérielle est actuellement traitée. Une tension artérielle élevée hypothèque sévèrement la condition des artères et des organes tels le cœur, les poumons, les reins, les yeux, le cerveau. De plus, les études démontrent qu'une tension artérielle non contrôlée diminue l'espérance de vie de celui ou celle qui en souffre. Les médecins s'accordent pour dire qu'un contrôle de l'hypertension artérielle veut dire « diminution des complications possibles ». Maintenant, croyez-vous que votre médecin s'énerve pour rien?

Question: Je suis une femme qui commence sa ménopause et je ne peux me faire à l'idée de prendre des hormones. Que pensez-vous des médecines alternatives?

Réponse: Avant même de parler de traitement et d'ordonnance, il faut d'abord considérer la ménopause comme étant un cycle normal. La femme qui commence sa ménopause doit, dans un premier temps, être informée de ce qui se produit lors de cette période. Elle doit rencontrer son médecin pour en discuter. De plus, on peut certes parler d'hormonothérapie, mais, auparavant, une femme doit subir une évaluation clinique comprenant un questionnaire médical complet, un examen physique complet, des examens sanguins et radiologiques. À cela s'ajoute l'importance de l'alimentation et de la mise en forme; il faut considérer l'aspect psychologique de cette période, car la ménopause n'est pas nécessairement une période facile pour la femme. Une personne qui commence sa ménopause doit être consciente que les habitudes de vie, c'est-à-dire la cigarette, l'alcool, une pauvre alimentation et les médicaments, peuvent jouer un rôle important au cours de cette période. Quant aux médecines douces ou alternatives, elles sont nombreuses, populaires, et peuvent aider celles qui les expérimentent. Dans le cas de la ménopause, les études scientifiques concernant ces approches sont très rares. Cependant, cela ne veut pas dire pour autant qu'elles ne peuvent avoir d'effets positifs. Que l'on parle d'hormonothérapie, de naturopathie, d'ostéopathie, etc., si c'est votre choix, un médecin ne peut rien ajouter. Je peux vous donner les avantages de l'hormonothérapie, vous dresser une liste des contre-indications, mais je ne peux malheureusement pas choisir pour vous.

Question: Mon médecin me dit que je souffre de fatigue nerveuse. J'ai de la difficulté à comprendre qu'une femme de 42 ans, très active, puisse souffrir d'un tel phénomène. Je ne comprends pas exactement ce que veut dire le terme « fatigue nerveuse » et j'aimerais que vous me donniez des explications.

Réponse: On pourrait facilement étiqueter la fatigue comme étant la maladie du siècle. La fatigue est un phénomène normal, sauf que la fatigue dont souffrent actuellement les gens se présente souvent comme une maladie dite fonctionnelle, c'est-à-dire qu'elle présente des symptômes multiples sans lésion physique décelable. La fatigue n'est pas banale, car elle peut être la première phase ou le premier signal d'une maladie qui est en train de se frayer un chemin. La fatigue nerveuse qui vous afflige, madame, est souvent complexe et peut être le résultat de multiples facteurs, à savoir du stress, des problèmes pour lesquels on n'a aucune solution, une situation difficile, un surmenage, de mauvaises habitudes de vie, de l'inquiétude chronique. C'est le genre de fatigue qui ne se soulage pas nécessairement pas le repos. Cette fatigue s'accompagne souvent d'une perte d'énergie au moindre effort, d'insomnie, d'irritabilité, de frustration, d'hostilité, d'indécision et de multiples symptômes physiques. Tout comme un comptable effectue chaque année un bilan de vos activités financières, vous devriez faire un bilan de vos habitudes de vie qui vous amènent à souffrir actuellement de fatigue nerveuse.

Question: Mon fils de 19 ans me dit que le «crack» n'est pas plus dangereux qu'un joint de marijuana. Étant une mère inquiète, je demande votre avis.

Réponse: Vous pouvez dire à votre fils d'effectuer une expérience, celle de faire cuire un œuf et de regarder la réaction de l'œuf à la chaleur. Cette transformation de l'œuf peut se comparer un peu à ce qui se passe dans les cellules du cerveau et de différents organes du corps chez celui ou celle qui consomme du «crack». Les deux produits («crack» et marijuana) sont des drogues, mais le «crack» est une drogue puissante et dangereuse. C'est une forme de cocaïne cristallisée, non purifiée, fumable et mélangée à d'autres éléments falsifiés, qui ont des effets secondaires dangereux. Elle est peu coûteuse. Dangereuse, elle agit rapidement et crée une dépendance rapide. Elle provoque une réaction euphorisante qui dure peu de temps et c'est la raison pour laquelle les utilisateurs veulent retrouver rapidement cette euphorie. Non, madame, le «crack» n'est pas une drogue banale, car cette drogue agit sur le cœur, le cerveau, l'appareil digestif, les poumons, etc. C'est une drogue fort dangereuse et, malheureusement, fort répandue dans notre société. Une discussion sérieuse s'impose avec votre fils.

Question: J'ai une fille de 14 ans qui se plaint souvent de douleurs dans la poitrine. Ce problème dure depuis plusieurs mois. Elle est en bonne santé, mais je me demande si je dois prendre ce malaise au sérieux.

Réponse: La douleur thoracique est le troisième type de douleur le plus fréquemment rencontré chez l'adolescent ou l'adolescente. Les maux de tête étant la première cause de douleur. Cette situation est à la fois angoissante pour les parents et l'enfant, car on ne sait à quoi s'attendre. La majorité du temps, ce phénomène douloureux ne représente pas de menaces pour la vie de l'enfant, sauf qu'il est important de savoir d'où cette douleur provient, car il peut s'agir d'un problème pulmonaire, comme il peut s'agir d'une douleur reliée à un stress précis. Selon les études, dans 40 p. 100 des cas, la douleur thoracique est une douleur dite idiopathique, douleur pour laquelle on ne retrouve aucune maladie organique. Cette douleur disparaît souvent sans traitement et avec le temps. Cependant, il existe toujours une possibilité que la douleur provienne: premièrement, d'un problème de malformation cardiaque, dans 1 p. 100 à 6 p. 100 des cas; deuxièmement, d'un problème musculo-squelettique, dans 15 p. 100 à 20 p. 100 des cas; troisièmement, d'un problème pulmonaire dans 10 p. 100 des cas; quatrièmement, d'un problème gastro-intestinal dans 7 p. 100 à 10 p. 100 des cas; ou encore d'un problème psychologique comme la dépression. Je vous recommande de voir votre médecin. Souvent, à partir d'un bon questionnaire et d'un examen médical complet, le médecin peut établir un diagnostic sans que l'enfant soit soumis à de nombreux examens. Si c'est un problème cardiaque ou pulmonaire, le médecin pourra déterminer les examens précis, ou encore l'envoyer chez un pédiatre ou un autre spécialiste. Faites confiance à votre fille, madame, et prenez note de la douleur, de sa durée et de sa présentation, si cela survient durant l'exercice.

Question : Docteur, je travaille dans le domaine de la santé et je suis abasourdie de voir autant de gens malades. Comment peut-on expliquer ce phénomène avec l'évolution que la médecine connaît ?

Réponse : La maladie a toujours existé et existera toujours au même titre que le virus et les bactéries. Cependant, l'évolution vers le modernisme, ou encore la civilisation moderne, ne se fait pas sans heurt et sans bouleversement. La santé mentale et physique des gens ne va pas mieux pour autant. On vit dans une société qui ne manque de rien, donc une société d'abondance, mais également une société qui souffre d'hypertension artérielle, de diabète, de cancer, d'obésité, de maladies reliées au stress, d'épuisement, d'alcoolisme, de dépendance aux drogues, et j'en passe. Plus une société connaît le succès, plus elle a de risques de développer des maladies dites d'une civilisation moderne. Les gens connaissent beaucoup de succès, mais à quel prix ? Lorsqu'une civilisation vit dans l'abondance, qu'elle obtient tout ce qu'elle veut, elle est exposée au déséquilibre. C'est exactement ce qui s'est produit avant et qui se continue actuellement. L'être humain dans sa course au succès veut produire beaucoup, en avoir beaucoup, vivre le plus longtemps possible, ce qui amène un manque de repos, un manque d'exercice, un manque d'équilibre, un manque d'énergie, donc un manque de beaucoup d'éléments pouvant contribuer à une bonne santé mentale et physique. On veut produire beaucoup et tout avoir sans se préoccuper de sa santé. Voilà le problème majeur qui caractérise la société actuelle. Vitesse, succès, argent...

Question: J'ai des douleurs dans la poitrine, mais le cardiologue dit que ce n'est pas de l'angine ou un problème cardiaque. Je suis une non-fumeuse, je suis âgée de 46 ans et j'ai l'impression de faire de l'angine.

Réponse: Il n'y a rien d'impossible madame, mais le cardiologue a sûrement fait un bilan complet de votre cœur et vous a sûrement soumis à des examens multiples et à des tests qui se sont avérés négatifs. Les causes de la douleur atypique au niveau de la poitrine peuvent provenir de nombreuses origines : pulmonaire, cardiaque, aortique, gastro-intestinale, musculo-squelettique et même psychologique. Des résultats négatifs ne peuvent pas exclure un problème cardiaque à 100 p. 100, mais combinés à l'examen physique, ils fourniront une excellente idée de la situation. S'il existe des problèmes chez vous que vous ne pouvez exprimer à d'autres personnes, il serait bon de les confier à votre médecin. Le fait de pouvoir exprimer ce qui ne va pas dans sa vie devient une grande thérapie; cela vaut autant pour les hommes que pour les femmes, sauf que, souvent chez les hommes, l'orgueil et la peur les empêchent de le faire.

Question: Docteur, je ne sais pas si c'est un produit de mon imagination mais, lorsque je me sens fatiguée, je déguste un bon steak et cela me redonne des forces. Ai-je raison?

Réponse: Je ne veux pas vous décevoir, madame, mais la réponse penche plutôt vers le oui. Pour beaucoup de gens, la viande rouge représente la force, l'énergie, un apport en fer, etc., alors que la viande blanche représente la pâleur, l'anémie, le manque de force, etc. Il y a peu de rapport entre la valeur nutritionnelle de la viande et sa couleur, sinon des variantes dans son contenu en fer, en gras saturé, etc. Ce qui compte surtout dans la viande, c'est sa richesse en protéines; même alors, le veau et la volaille contiennent autant, sinon plus, de protéines que le bœuf. Il est vrai que la viande rouge est considérée comme un aliment tonifiant et stimulant, mais, en ce qui concerne sa valeur nutritive, elle n'est pas plus fortifiante que d'autres aliments. Mais je respecte votre choix et si vous avez l'impression que cela vous aide, vous pouvez, à l'occasion, consommer un bon steak. Peut-être, pour ne pas manquer d'énergie, pourriez-vous prendre des repas plus réguliers?

Question: Mon mari se sent mal, mais ne veut pas consulter un médecin. Pourquoi les hommes ont-ils si souvent peur de consulter un médecin lorsqu'ils ont un problème?

Réponse: Madame, vous posez une question en affirmant une vérité. Il est prouvé que très souvent les hommes ont peur de consulter lorsqu'ils sont malades. L'éveil se fait lentement, mais il reste beaucoup de travail à faire. L'attitude de votre mari en est une qui ne se fait pas rare. Les hommes sont intéressés à la santé mais de loin et, lorsqu'ils le sont, c'est grâce à l'intervention de leur épouse. Est-ce que c'est par crainte, par fierté ou par peur de perdre leur image? L'éducation fait en sorte que, très tôt dans l'enfance, l'homme doit être fort et solide, il ne doit pas se plaindre, il doit être indépendant et se montrer en contrôle. J'ai souvent l'impression que pour les hommes, consulter un médecin, c'est avouer sa faiblesse et sa vulnérabilité. Les hommes n'aiment pas être malades. Or, cela explique peut-être leur réticence à consulter en temps et lieu. Votre mari devrait être conscient que le médecin est là pour l'aider, le conseiller et l'orienter vers un meilleur état de santé. C'est pourquoi je dis que les hommes devraient donner plus d'importance à leur santé et moins à la peur de perdre leur image.

Question: On prétend que ma fille de 28 ans souffre de désordre de panique. Je trouve que le médecin va vite pour diagnostiquer le problème, surtout sans lui faire passer d'examen. D'où vient cette maladie et pourquoi autant de chichis?

Réponse: Chère madame, ce dont votre fille souffre n'est plus un simple état d'anxiété ordinaire. S'il s'agit de panique, il est question d'un état anxieux pathologique que votre fille ne peut contrôler. Cependant, il n'est pas nécessairement facile de faire un diagnostic de panique chez une jeune femme de 28 ans, car il existe des critères précis de diagnostic une fois qu'on a éliminé toute possibilité de maladie organique. Les symptômes varient de la douleur dans la poitrine aux tremblements, étouffements ou peur de mourir.

Pour faire le diagnostic, il faut que la personne ait eu quatre crises de panique sur une période de quatre semaines, ou encore, qu'elle vive toujours dans la peur qu'une crise ne survienne. Généralement, ce qui affecte ces gens est la peur de mourir et la douleur dans la poitrine devient souvent le point d'attention ou d'obsession. Évidemment, il existe diffé-rentes causes qui peuvent provoquer un pro-blème de panique comme l'hypoglycémie, le café, des maladies endocrinienne, pulmo-naire, cardiaque et autres. Il s'agit alors, pour le médecin, de déterminer les examens perti-nents à faire passer à votre fille pour écarter toutes ces raisons, s'il y a lieu.

S'il s'agit de panique, madame, je crois que votre fille aura besoin d'être renseignée sur ce qui se passe et sur les séquelles psychologiques et médicales à envisager à long terme à cause de ce problème. Diète, exercice, psychothéra-pie, conseils, médication, désensibilisation, re-groupements font partie de l'arsenal théra-peutique. Avec l'aide de l'association qui regroupe les gens atteints de cette maladie, d'un bon médecin et d'une famille compré-hensive, on peut obtenir un résultat favorable dans 90 p. 100 des cas. Il est important pour votre fille de comprendre la psychologie et la biologie du problème pour arriver à le contrô-ler par l'alimentation, l'exercice et l'élimina-tion de produits excitants.

Question: Je suis ménopausée, mais je garde une certaine crainte relative à la prise d'hormones. Est-ce que ma crainte est légitime et justifiable?

Réponse: Je dois vous avouer, madame, que personne ne peut forcer qui que ce soit à faire, à prendre, à boire, à consommer, ou à acheter quelque chose. Ce n'est pas tant la controverse entou-rant l'hormonothérapie de remplacement qui fait peur, mais ce sont les «questions sans réponses». Les œstrogènes, selon les cher-cheurs, ne causent pas le cancer de l'endo-mètre chez la femme, mais peuvent augmenter les risques d'en développer un. C'est la raison pour laquelle on ajoute un progestatif (progestérone) chez la femme ayant encore son utérus, cela pour minimiser les risques. Selon le Dr Higgins, de Baltimore, le cancer de l'endomètre serait moins élevé chez les femmes sous hormonothérapie que chez celles qui ne le sont pas. En ce qui concerne le cancer du sein, l'étude suédoise semble avoir soulevé plus de questions que de réponses. Selon le Dr Nachtigall, de New York, on ne sait pas si les œstrogènes augmentent le taux de cancer du sein chez la femme ménopausée. Cependant, si une femme souffre d'un cancer du sein ou si elle présente une masse possiblement cancérigène mais non détectée, les œstrogènes pourraient accélérer la croissance de la tumeur, surtout si cette dernière est dépendante des hormones. Il faut noter qu'une grande proportion des tumeurs du sein sont hormonodépendantes. Chaque cas est unique, il faut en discuter avec son médecin et il faut voir ensemble les facteurs qui justifient ou interdisent l'hormonothérapie pour vous.

Question: Mon mari a 44 ans et est suivi régulièrement pour un problème de stress depuis au moins 3 ou 4 mois. Malgré une médication pour les nerfs, sa condition ne s'améliore pas. Je vous demande conseil.

Réponse: D'après les renseignements que vous me donnez dans la lettre, votre mari présente de multiples symptômes qui peuvent être reliés au stress. Il pourrait peut-être aussi s'agir d'un autre problème médical. Vous mentionnez qu'il est très nerveux et fatigué, qu'il mange beaucoup, qu'il a chaud facilement et que vous avez de la difficulté à reconnaître votre mari. Vous dites aussi que les tests sanguins prélevés récemment sont normaux, que sa tension artérielle est normale, mais qu'il est très nerveux au point qu'il a de la difficulté à travailler quotidiennement.

Ma suggestion est que vous vous informiez auprès de votre médecin si la glande thyroïde a été bien vérifiée. Il peut avoir un problème de cette glande. Il n'est pas toujours facile de reconnaître un problème d'hyperthyroïdie, car les symptômes sont multiples et parfois bizarres. Il serait donc approprié de faire une vérification du côté de sa glande thyroïde. Même chez les hommes, c'est un problème plus fréquent qu'on ne pourrait le croire.

Question: On parle souvent d'andropause chez l'homme. À 52 ans, je me demande si c'est un mythe ou une réalité. Qu'en pensez-vous?

Réponse: On connaît mal l'évolution de la vie sexuelle des hommes quand on s'imagine que ces derniers ne connaissent pas eux aussi après la cinquantaine les symptômes qui s'apparentent légèrement à ceux de la femme ménopausée. Oui, l'andropause existe chez l'homme et il ne s'agit pas d'un mythe. Son apparition n'est pas aussi bien déterminée en temps que la ménopause chez la femme, mais l'andropause se produit au cours d'une période très variable de 40 à 70 ans. Les symptômes sont la fatigue, parfois le syndrome dépressif, l'irritabilité, la baisse de libido, les sueurs la nuit, etc. Si elle est difficile à situer dans le temps, c'est que les signes ne sont pas aussi évidents que ceux présentés par la femme lors de la ménopause. Chez la femme, la ménopause signifie l'arrêt total de la fonction de reproduction, alors que chez l'homme l'andropause n'est aucunement synonyme de stérilité. Il est courant de dépister en clinique des hommes dans la cinquantaine qui manifestent nettement des signes d'andropause, donc, ce n'est pas un mythe.

Question: Docteur Lapointe, je suis âgée de 44 ans, mon médecin me dit que je suis un bonne santé, puisque tous mes tests sont normaux. Pour ma part, je ne me sens pas en forme et j'aimerais votre opinion.

Réponse: Puisque vous me demandez mon opinion, c'est que vous doutez de votre état physique. Vous ne faites pas mention de votre poids et de votre taille, mais je présume qu'ils sont possiblement dans la normalité. Des tests normaux, anormaux ou encore à la limite ne suffisent pas pour se prononcer sur l'état d'une personne. En général, des tests peuvent être perturbés rapidement selon la maladie, l'agression ou un état pathologique qui peut se développer en un court laps de temps. Des tests normaux ne signifient pas nécessairement une absence absolue de pathologie ou de maladie. Des tests normaux, toutefois, sont un bon indice parmi d'autres pour signifier que la santé est bonne. Cependant, un électrocardiogramme normal ne veut pas dire qu'il est impossible de développer un infarctus aigu trois jours après avoir passé cet examen qui est apparu normal. Il est important pour un médecin d'interpréter des analyses biologiques en fonction des antécédents du patient accompagnés d'un très bon examen physique. Je ne peux pas, en toute sincérité, vous dire que des résultats d'analyse de laboratoire (sang, rayons X, électrocardiogramme, etc.) sont un gage d'une bonne santé.

Question: Depuis la mort de son meilleur ami, il y a deux ans, mon père de 70 ans consomme passablement d'alcool. Il est en bonne santé, ne nuit à personne, mais ne veut pas se faire aider. Celle qui endure le tout est ma mère. Que peut-on faire pour l'aider?

Réponse: Voilà une situation qui n'est pas particulièrement facile, surtout si le père respecte son entourage, qu'il ne commet pas de délits et que son état de santé est bon. Le problème d'alcoolisme est passablement fréquent chez les gens de 65 ans et plus; le problème le plus sérieux est celui de nier qu'ils ont un problème. Je ne sais pas si votre père a déjà eu des problèmes d'alcool avant l'âge de 50 ans, mais, fréquemment, une déception, le décès d'une personne proche, un stress important ou une maladie chronique sont des facteurs pouvant être responsables de cet état. C'est peut-être ce qui est arrivé après le décès du meilleur ami de votre père.

Si vous êtes proche de lui, il serait important de vous engager dans cette situation. Même le curé de la paroisse peut l'aider. Mais le médecin de famille est peut-être celui qui peut apporter l'apport le plus précieux. Votre père souffre peut-être d'une dépression et tout le monde passe à côté du problème. Il existe des associations ou des groupes d'entraide pouvant fournir à votre père des bases pour développer une meilleure qualité de vie. Des mouvements comme les AA (Alcooliques anonymes) ou Al-Anon, des regroupements pour personnes âgées, peuvent jouer un rôle primordial.

Parlez-en à votre médecin, informez-le de la situation et je suis persuadé qu'on peut trouver des activités, des centres d'intérêts, un passe-temps, des associations où votre père n'aura guère le temps de s'ennuyer.

Question: La consommation de vitamines et de minéraux tous les jours n'encourage-t-elle pas les gens à plus ou moins bien manger?

Réponse: Tous les spécialistes sont d'accord pour dire que les suppléments alimentaires ne devraient pas servir de substituts à une bonne alimentation. La meilleure source de vitamines et de minéraux est encore une bonne alimentation. Cependant, même si on peut obtenir la quantité nécessaire de vitamines et de minéraux directement de ce que l'on mange, il est prouvé que peu de gens se nourrissent vraiment bien. On mange trop rapidement, les aliments consommés sont trop gras, trop riches en calories, etc. La réponse à la question posée est NON. Des gens qui consomment des vitamines et minéraux sont conscients de l'importance d'une bonne alimentation et ils ne font pas de substitution. Une fois de bonnes habitudes alimentaires acquises, on ne fait que combler ce qui pourrait être déficient dans son alimentation. Les suppléments ne devraient jamais empêcher les gens de bien manger.

Question: Depuis l'été dernier, j'ai des douleurs musculaires un peu partout. Je suis une femme de 5 pieds 7 pouces, je pèse 175 livres et les examens médicaux que j'ai subis ne révèlent absolument rien. Les radiographies sont également négatives. Que faire?

Réponse: Il faudrait d'abord savoir si vous avez des troubles de sommeil et si vous ressentez une fatigue importante. Vous me dites souffrir de douleurs musculaires; il ne s'agit donc pas de douleurs articulaires. Les spécialistes (rhumatologue, interniste) ont sûrement vérifié s'il s'agissait d'une maladie inflammatoire comme le lupus érythémateux, l'arthrite rhumatoïde ou toute autre maladie des tissus conjonctifs. Il faudrait savoir si vous prenez des hormones et si on a vérifié la fonction de votre glande thyroïde. Votre âge, vos symptômes et les examens sanguins et radiologiques négatifs me font penser à un problème de fibromyalgie. C'est un phénomène ou syndrome de brûlure dans les muscles accompagné de fatigue, d'insomnie, etc. Si ce n'est pas déjà fait, il vous faudrait voir un rhumatologue ou en discuter avec votre médecin de famille. Pour plus d'informations, vous pouvez écrire à l'Association de la fibromyalgie de votre région.

Question: Je suis un professionnel qui a de la difficulté à mettre un frein à son travail. Les fins de semaine sont pour moi un cauchemar, car je travaille toujours et c'est une source de problèmes dans notre couple. Que puis-je faire?

Réponse: Les symptômes parlent d'eux-mêmes. Il serait temps pour vous de réviser des choses. Retenez l'expression: «La vie est très courte et on meurt si longtemps.» Comment peut-on générer de bonnes énergies et de l'enthousiasme en étant un drogué du travail (*workaholic*)? Il est bon d'avoir des défis, mais il ne faut pas mettre sa santé au défi. Le repos ne veut pas dire accumuler des calories, regarder le téléviseur et ne rien faire. La fin de semaine doit servir de tremplin pour régénérer ses énergies et ses forces à la fois physiques et mentales. Le point majeur dans cette régénération est d'éviter le plus possible la routine. La nature est remplie d'énergie. Apprenez à vous en servir, apprenez à l'observer, car elle enseigne le calme, la paix et surtout l'équilibre. De la randonnée pédestre à la pêche, en passant par la simple contemplation des superbes couleurs qu'offre la nature, tous ces éléments sont générateurs d'énergie. Pour certaines personnes, la messe du dimanche matin devient source d'inspiration et de force mentale. Parfois, le simple fait de pouvoir s'arrêter et de remercier la vie pour ce qu'elle vous offre peut justement vous permettre de voir les choses différemment. Si le travail devient une forme de dépendance, vous avez, certes, un problème.

Question: L'entraînement, les fins de semaine seulement, est-il suffisant pour me garder en forme?

Réponse: Il y a 10 ans, même il n'y a que 5 ans, on ne répondait jamais à cette question de façon affirmative, sauf que les études du Dr Weltman et du Dr Stanford nous prouvent actuellement le contraire. Les gens se plaignent qu'ils manquent de temps pour faire du sport. Des études récentes tendent à démontrer que l'exercice deux fois par semaine, pratiqué les fins de semaine, peut produire des résultats positifs; il faut toutefois savoir faire de l'exercice pour éviter les exercices violents qui peuvent être néfastes au cœur.

La marche, la natation, la bicyclette sont des sports excellents. Il est bon de commencer par 15 minutes de marche le samedi et 15 minutes le dimanche, puis d'augmenter de 5 minutes toutes les fins de semaine. Si l'occasion se présente, on peut faire encore de la marche une fois durant la semaine. En ce qui concerne le jogging, il faut y aller de façon prudente pour éviter des blessures; il serait préférable de suivre un entraînement précis. On peut se maintenir en assez bonne condition physique en faisant du sport durant la fin de semaine. Il est aussi à noter que le poids d'une personne, à ce moment-là, ne variera pas tellement, car la perte en calories n'est quand même pas importante.

Question: Je suis une femme ayant beaucoup de difficultés à combiner le travail à l'extérieur et celui de la maison. Je me sens perdue et j'ai le goût de tout lâcher. J'ai 42 ans et je me sens vidée.

Réponse: Ma chère dame, il est peut-être bon de penser aux autres, mais, avant de le faire, il faut d'abord commencer par s'occuper de soi. Je pense qu'il est possible de combiner la carrière et la vie familiale et de se donner du temps à soi. Le problème majeur est souvent le manque d'organisation ou de planification. D'une part, le mari ainsi que les «ados» doivent participer aux tâches familiales. Faites-vous un plan d'action et obligez-vous à le suivre. On peut repasser et faire la vaisselle ou faire des exercices en regardant son émission de télévision préférée. On peut sauver du temps en préparant des salades, des fruits, des légumes crus, des sauces préparées à l'avance. Si vous n'avez pas de temps pour le ménage, payez une personne pour le faire. Servez-vous de la technologie pour épargner du temps: four à micro-ondes, enregistreuse, exerciseur à domicile si vous ne pouvez fréquenter un centre de santé. Il existe toujours une solution à un problème comme le vôtre, madame, mais souvent les femmes essaient de tout faire sans demander la collaboration des autres membres de la famille.

Question: Je prends des vitamines et des minéraux depuis un certain temps et j'ai l'impression que mon appétit diminue. Peut-il y avoir une relation entre les suppléments et la baisse d'appétit? Je suis un homme en bonne santé.

Réponse: Selon moi, la réponse est non. Je ne vois aucun lien entre votre baisse d'appétit et la prise de suppléments. Vous n'indiquez pas si votre poids est demeuré stable et vous ne mentionnez pas non plus votre âge. Généralement, les gens qui prennent des suppléments sont bien informés sur ce qu'est une bonne alimentation. Souvent, ils ont changé des comportements pour développer de meilleures habitudes nutritionnelles. Non, les suppléments n'ont pas la propriété de diminuer l'appétit.

Question: Vous parlez souvent des effets néfastes ou négatifs du stress mal contrôlé, mais quels sont les moyens pour composer avec les événements négatifs de la vie?

Réponse: Le professeur Selye mentionnait toujours que ce n'est pas l'événement qui traumatise, en soi, mais bien la façon d'y réagir. En théorie, cela se comprend, mais contrôler ses émotions, sa perception de l'événement est une autre chose. Un stress mal contrôlé peut rendre une personne vulnérable à la maladie. C'est la raison pour laquelle les études confirment que le stress est responsable de 85 p. 100 des maladies. Certains auront tendance à croire que ces chiffres sont exagérés, mais attention! Un des principes à observer dans le contrôle du stress est celui d'apprendre à respecter son corps. Le corps n'est pas une machine, il parle par des signes et des symptômes. Or, on se doit de ne pas les ignorer. Il est important d'apprendre à s'arrêter, car le stress est omniprésent et on ne peut l'éviter. Une bonne façon de le contrôler est de relaxer, de s'arrêter pour faire en même temps le vide et le plein d'énergie. Un principe important à suivre est celui de pouvoir accepter qu'on ait des défauts et des qualités, de cesser d'être performant pour les autres et d'être honnête avec soi-même. Un principe que j'enseigne à mes patients, c'est de partager ses joies, ses peines, ses émotions positives ou négatives. Il existe toujours une personne, quelque part, qui est susceptible de nous écouter. Il faut apprendre à s'aimer soi-même et à ne pas perdre des énergies pour des futilités ou des choses qu'on ne peut changer ou contrôler. D'où l'importance de la spiritualité, celle qui consiste à se respecter, à respecter les autres, à se tenir debout et à aider les autres et non à les détruire. La vraie spiritualité est celle qui donne un sens à la vie et à la santé, et non celle qu'on donne aux objets, au matériel, à la compétition et à tout ce qui peut se monnayer. L'amour, le respect et l'honnêteté ne s'achètent pas. Maintenant, vous êtes prêt pour le défi, c'est-à-dire pour passer à l'action.

Question: À 48 ans, je suis un sédentaire qui a décidé de se prendre en main. Je fais de l'entraînement depuis quelques semaines et je me demande quand viendront les effets positifs.

Réponse: Au risque de me tromper, monsieur, votre question me donne l'impression que vous êtes plutôt une personnalité du type A (voir chapitre 3, «Quel type d'individu êtes-vous?»). Les gens qu'on qualifie de type A sont des individus rapides qui veulent avoir tout le plus rapidement possible et le plus tôt possible.

Je dois d'abord vous féliciter pour votre initiative et je recommande aux gens qui veulent s'entraîner de prendre les informations et les conseils nécessaires auprès de personnes responsables. En général, les gens qui, comme vous, partent de zéro, ou presque, commencent déjà à sentir des changements après quatre semaines. Déjà, l'image de soi est meilleure, l'énergie est différente, la souplesse s'améliore et la progression vers un meilleur état de santé est amorcée.

Normalement, entre 8 et 12 semaines, on atteint une vitesse de croisière qui permet de s'entraîner sans se fatiguer et les effets vraiment bénéfiques de l'exercice se font sentir. Patience, persévérance et discipline sont à la base d'un rêve possible: se sentir bien dans sa peau.

Question: Docteur Lapointe, curieusement, je suis un homme de 36 ans très impulsif et malin, même agressif. Mon père est comme moi et il est traité pour de l'angine et de l'hypertension artérielle. Devrais-je penser à changer des choses?

Réponse: Il est bien connu, selon les études sur le stress, que la haine, l'hostilité et l'agressivité peuvent exercer un effet négatif sur le système cardiovasculaire. Le Dr Robert Elliot a étudié depuis fort longtemps ce phénomène et il mentionne que, chez une personne (pas chez tout le monde) qui se fâche rapidement et sévèrement, le cœur peut réagir en perdant de son efficacité. Toujours selon le Dr Elliot, lorsqu'une personne se fâche, la demande en oxygène du cœur est beaucoup augmentée, donc le cœur travaille plus fort et est moins efficace. Je vous recommande d'en parler avec votre médecin. De plus, il serait peut-être utile de:

- apprendre à mieux contrôler vos réactions;

- vous demander quelles sont les raisons qui vous poussent à vous fâcher autant et de façon aussi intempestive;

- vous demander à quoi cela sert et si cela règle vraiment beaucoup de choses.

Vous êtes probablement un type d'individu qu'on qualifie de «personne ayant un réacteur chaud». Réagir de cette façon n'est pas nécessairement des plus valables. Je vous suggère des cours de relaxation, de détente ou de yoga pour mieux apprendre à vous contrôler, car certaines maladies cardiovasculaires sont souvent héréditaires.

Question: Je suis une personne hyperstressée ayant des difficultés d'adaptation. Par rapport à mes émotions, je suis extrêmement vulnérable. Je tourne en rond et je me sens démunie. J'aimerais avoir des conseils.

Réponse: Il serait important pour vous d'identifier le ou les problèmes et les définir. Peut-être s'agit-il chez vous d'idées exagérées ou d'un manque de confiance ou encore d'une peur disproportionnée. Des émotions négatives tendent à vous faire dramatiser une situation et vous amène à une autodépréciation. Vous devriez rechercher des activités qui permettent de vous réaliser, de vous faire plaisir et surtout d'entretenir une bonne qualité de relations avec les gens qui vous entourent au travail et dans la vie. Il ne faut cependant pas s'attendre à ce que les autres fassent tout pour vous. Votre médecin est une personne clé pouvant vous apporter de l'aide. De plus, il existe des centres qui peuvent fournir une gamme de professionnels comme les CLSC où vous trouverez des gens compétents. Il ne s'agit pas d'un signe de faiblesse que de consulter des professionnels, mais plutôt le signe de quelqu'un qui veut s'en sortir. Votre employeur peut aussi vous diriger vers des gens et des organismes spécialisés. Il faut se rappeler que, dans la vie, il existe peut-être des problèmes, mais il existe aussi des solutions.

Question: Les femmes devraient-elles porter attention à leur taux de cholestérol au même titre que les hommes? Pourquoi?

Réponse: Toutes les recherches et les études réalisées sur le sujet semblent d'accord sur ce point: oui, il le faut. Il est vrai que les œstrogènes semblent offrir une protection chez les femmes âgées de 35 à 50 ans. Dans cette même période, les hommes souffrent trois à quatre fois plus de problèmes de maladies coronariennes que les femmes. Cela ne constitue cependant pas une raison pour que la femme consomme des graisses sans restriction. Il ne faut pas oublier que la maladie coronarienne ou les maladies cardiaques sont encore le tueur numéro un chez la femme et que le taux de cholestérol élevé est un facteur important. Il ne faut pas oublier que les facteurs de risque les plus importants à tenir compte, tant pour l'homme que pour la femme, sont le cholestérol, l'hypertension artérielle, la cigarette, la sédentarité, les antécédents familiaux, le stress et l'excès de tension nerveuse. Même si la femme est protégée par sa physiologie, il n'en demeure pas moins que les apports en cholestérol sont importants à considérer.

Conclusion

À l'instar de ce volume avec lequel vous vous êtes familiarisé, que répondriez-vous à la question suivante: Quelle est, selon vous, la plus grande cause du stress? Cette question vous semble peut-être un peu embêtante? C'est compréhensible. La réponse peut varier d'un individu à l'autre à tel point que ce qui peut être un élément stressant pour l'un représente parfois un élément de joie pour un autre. Considérez l'exemple suivant: Une tempête de neige, aux yeux du voyageur en panne sur l'autoroute, n'a certainement pas la signification joyeuse qu'elle peut avoir pour un skieur ou un enfant. «Le plaisir des uns fait le malheur des autres.»

Alors, qu'est-ce qui peut bien définir le stress, si ce n'est pas la situation, ni l'objet? Selon moi, un des points majeurs communs à toutes les situations de stress (outre les symptômes psychologiques) **est la sensation d'être dépassé par les événements, le sentiment d'être en perte de contrôle**. Il n'existe pas à mon point de vue de plus grande cause de stress que celle-là. Rien de plus paniquant, de plus débilitant, que d'avoir l'impression de perdre le contrôle de sa vie, de son temps, de ses émotions, de son corps... L'homme a toujours été soumis à d'innombrables stress de toutes sortes et de diverses provenances. La réponse de l'individu aux stress peut être aussi variée que le nombre de gens qui en sont affectés.

Peu importe la solution à envisager pour faire face aux stress quotidiens, le Dr Jacques Genest s'exprime ainsi:

«Par-dessus tout, le meilleur moyen de conquérir la réaction aux stress est d'acquérir la sérénité. Le grand défi de l'homme moderne, c'est de réussir à se ressaisir.» L'homme moderne est soumis à un tourbillon effréné d'activités qui l'amènent à se surpasser: c'est une civilisation du «va vite» et du «va plus vite encore». Or, si l'homme doit se ressaisir, il devra s'agripper quelque part pour éviter de sombrer dans le désespoir.

Les gens actuellement sont témoins de la dégradation des vraies valeurs et de la moralité. Ils sont aussi témoins des difficultés que subit l'homme moderne à propos de la presque impossibilité de s'adapter aux stress incessants de la vie moderne. En combinant ces points à celui de devoir s'adapter à tous les énormes changements auxquels il est voué et à tous les problèmes auxquels il fait face dans la période de transition que nous vivons, on peut facilement constater qu'il y a là matière à déclencher, chez l'homme moderne, des réactions physiques et mentales importantes causées par les stress.

Le défi: se ressaisir

L'homme pour reprendre le contrôle devra changer des choses, il n'a pas le choix. L'homme ne peut pas changer les autres, il ne peut que s'aider lui-même; le médecin ne change pas son patient, il lui conseille ce qu'il croit être le meilleur. On ne peut enrayer le stress, on ne peut le combattre; on ne peut également changer la situation qui cause du stress, on peut cependant l'accepter, s'y adapter, même la supprimer par des drogues, médicaments ou autres. Mais est-il possible de reprendre le contrôle, de se ressaisir, de s'adapter? C'est réalisable, sauf qu'il faut agir avec soi-même comme le ferait un médecin. Lorsqu'un patient se présente à mon bureau pour un problème de toux important, je lui fais subir une radiographie des poumons. Si les radiographies démontrent un début de pneumonie, j'analyse sa maladie et j'entreprends une démarche pour en suivre et en stopper l'évolution. En ce qui concerne le stress, il en est de même pour chacun de nous, il faut contrôler les éléments stressants, établir une façon de reprendre le contrôle de soi, de son évolution personnelle et de sa démarche à suivre ainsi qu'effectuer les changements qui s'imposent.

La première condition pour reprendre le contrôle est de s'arrêter pour faire le point, c'est-à-dire pour mieux comprendre ce qui nous arrive. Si on ne va pas chez le médecin quand on est sérieusement malade, les chances de guérir sont minces; il en est de même dans le cas présent. Il faut observer son évolution personnelle et **faire un bilan** de sa situation et de son état d'être, identifier ce qui va et ce qui ne va pas, faire une liste des éléments qui contribuent à notre bonheur et de ceux qui contribuent à nous stresser. À ce moment-là, on est en mesure de constater que, malheureusement, on se stresse trop souvent pour bien peu.

La prochaine étape est celle d'**établir un plan d'action**. Maintenant qu'on sait ce qui ne va pas, que fait-on? On considère d'abord les éléments négatifs, puis on vise progressivement à les éliminer. Pour nous aider dans cette étape, on peut s'interroger de la façon suivante.

- Qui en est responsable de mes difficultés?

- Êtes-vous trop paresseux?

- Faites-vous les efforts nécessaires pour vous sortir d'un problème particulier?

- Vous livrez-vous à des excès ou à des abus qui minent votre santé mentale et physique?

- Est-ce que ce sont des facteurs extérieurs (travail, vie sociale, environnement) qui vous influencent et vous rendent vulnérable, ou encore vos relations avec les autres qui ne sont pas ce qu'elles devraient être?

Une fois qu'on a répondu à ces questions et identifié les facteurs responsables, il s'agit de les éliminer, de reprendre le contrôle afin de régler les situations problématiques ou conflictuelles. De la même manière, il faut identifier les points positifs et travailler à leur donner plus d'importance et, surtout, à les mettre en valeur.

On a cru longtemps que l'argent et le matériel pouvaient tout régler. Toutefois, l'évolution nous a permis de constater que l'humain ne peut trouver le bonheur et la paix intérieure dans la richesse et le matériel. C'est par la sagesse, la persévérance, l'honnêteté, les vraies valeurs seulement qu'il peut y parvenir. Dans toute la démarche entreprise pour reprendre le contrôle, le plus important est d'être honnête, de ne pas céder à la «myopie mentale» (l'art de ne pas voir la vérité en face) et de ne pas hésiter à prendre des décisions qui peuvent changer notre vie.

Enfin, la dernière étape: **il faut agir**. Voilà un terme qui demande du courage, beaucoup de courage; le courage de recommencer, de corriger, de changer même si on n'a pas le goût de le faire; le courage d'avouer qu'on peut, dans un situation précise, être le premier fautif; le courage de faire des efforts sur soi-même afin de combattre les éléments destructeurs d'une attitude mentale négative. Il faut transcender la médiocrité dans laquelle on se complaît parfois par pure paresse. Personne ne peut être en contrôle s'il n'apprend pas d'abord à se connaître et à posséder cette maîtrise de soi, **la science la plus importante à l'être humain**. Qui dit «maîtrise de soi», dit «discipline», car sans discipline rien ne s'accomplit (voir le chapitre 11 sur «La discipline»). **En apprenant à contrôler sa respiration, on apprend à contrôler son esprit.**

Le souffle de vie

Le but ultime de toute la démarche décrite précédemment est de reprendre le contrôle de son existence. Mais cette démarche consiste aussi à retrouver un souffle de vie. Qu'est-ce que j'entends par là? Le souffle de vie, c'est un vent d'espoir qui vient s'ajouter ou se greffer à la vie, c'est-à-dire une ouverture à toutes les chances que la vie nous réserve. Ce souffle de vie représente, de façon bien concrète, toutes les petites victoires de « **l'esprit de vie** » sur « **l'esprit de mort** ».

Malgré les périodes difficiles, les incidents malencontreux dont plusieurs sont victimes, les malchances et les moments pénibles, le souffle de vie est toujours là. Peu importe les difficultés, il n'abandonne personne, il laisse toujours une lueur d'espoir. Il laisse toujours la porte ouverte à un nouveau départ, à une autre chance pour quiconque veut bien en saisir l'occasion.

Le souffle de vie présuppose :

---

1   une ouverture d'esprit ;

2   le désir de s'en sortir ;

3   le refus de se laisser envahir par le négatif ;

4   se donner la force d'agir ;

5   faire un effort de plus ;

6   ne pas regarder en arrière ;

7   orienter ses pensées, son mental, vers des solutions ;

8   une vigilance accrue afin de ne pas rater les possibilités qui s'offrent à nous.

Le souffle de vie, c'est :

---

1   se donner le droit de vivre ;

2   une énergie nouvelle, un nouveau départ ;

3   la solution qui se trouve en nous ;

4   un temps d'arrêt pour se calmer ;

5   une légère dose de bon sens ;

6   un bon moyen de remettre de l'ordre dans sa vie intérieure ;

7   un ange gardien à qui il faut donner la chance d'agir ;

8   une pensée positive, une motivation à aller de l'avant ;

9   un guide qu'il faut apprivoiser ;

10   une seconde chance ;

11   une lueur d'espoir.

Les excuses

- Je n'ai pas eu le temps.
- J'ai manqué de temps.
- La température n'était pas idéale.
- Je suis trop fatigué.
- Cela demande trop d'efforts.
- Je suis trop occupé.
- C'est la faute des autres.
- Je ne me sens pas prêt.
- Cela me demande trop de temps.
- La route est trop longue.
- J'ai autre chose à faire.
- Les circonstances ne s'y prêtent pas.
- Je suis trop gourmand.
- Je n'ai pas de volonté.
- Je ne suis pas intelligent.
- J'ai trop de douleur.
- Je n'ai aucun talent.
- Les autres ne me comprennent pas.
- S'ils savaient ce que je vis.
- Personne ne me comprend.
- Je ne voulais pas déranger personne.

Tout ce long préambule sert à démontrer que les excuses ne manquent pas lorsque vient le temps de se donner bonne conscience. La créativité ne fait pas défaut et les raisons fusent de partout lorsqu'il s'agit de trouver des excuses pour ne pas s'améliorer.

À la base de toutes les démarches mises de l'avant pour entreprendre un cheminement personnel, on retrouve:

- l'effort;
- le travail;
- la discipline;
- la persévérance;
- la confiance en soi;
- l'amour.

Ces démarches prennent leur origine à partir de chacun de nous, et en chacun de nous seulement. Les autres peuvent nous inciter à entreprendre ces démarches par des conseils, des exemples ou une certaine motivation positive, mais tant et aussi longtemps qu'on ne passe pas soi-même (de ses propres moyens) à l'action, on se retrouve en état d'inertie, de stagnation.

Les excuses sont trop faciles, trop près de nous, trop admissibles. Et, au fond, elles ne font que montrer, de façon bien simpliste, **notre refus inconscient** de vouloir évoluer vers un état d'être plus complet. **Ceux qui échouent constamment n'aiment pas en général se creuser la tête et faire des efforts dans un domaine bien particulier ; ils préfèrent plutôt inventer sans cesse de nouvelles excuses à leurs échecs.**

Si l'être humain, de par son intelligence, mettait autant d'efforts à créer du concret et du positif qu'il en consacre à trouver des excuses, la société serait totalement différente. Quoi de plus facile que de trouver des excuses ou, simplement, de s'excuser. Il est facile d'agir ainsi, car, de toute façon, on apprend très jeune à s'excuser pour tout et pour rien. S'excuser pour une bévue ou une faute commise est humainement normal et acceptable, mais s'inventer des excuses afin de ne pas faire un effort de plus pour évoluer consiste à se prendre à son propre jeu.

La personne la plus perdante est celle qui se ment à elle-même tout en choisissant la voie de la facilité. Le plus extraordinaire avec « **l'excuse** », c'est qu'elle nous fait grâce ou efface tout sentiment de culpabilité qui pourrait menacer notre état d'âme. Hé oui ! **l'excuse** efface tout, explique tout, nous soustrait à l'obligation de voir les choses comme elles le sont, annule les responsabilités et efface les fautes. Je ne veux pas dire que toutes les excuses sont farfelues, inventées, montées de toutes pièces, pas du tout. Il existe des excuses valables, peu importe la situation ; elles sont parfois tout à fait acceptables, mais, plus souvent qu'autrement, on en abuse, surtout lorsqu'il s'agit de prendre des moyens pour améliorer sa santé physique et mentale.

On dépasse ses facultés d'intention

Les gens en général ont beaucoup de tolérance envers une personne qui possède l'art de formuler des excuses. À propos de l'exercice, ils répondent: «Vous savez, docteur, avec toutes les responsabilités de mon travail, les déplacements, les enfants, je...» Voilà, cette personne est absoute. N'est-ce pas là une façon de bien déguiser, de camoufler de mauvaises habitudes, des défauts, des faiblesses ou même de l'inconscience?

L'être humain est passé maître dans l'art de se déculpabiliser. En fait, rares sont les fois où l'humain accepte la responsabilité de ses faiblesses, de ses erreurs, de ses défauts et de ses fautes. Il dépasse ses facultés d'invention lorsqu'il s'agit de trouver des excuses; dans ces cas-là, son imagination est vraiment sans limite, sans borne, sans fin. Si une personne est mal en point et que la vie lui offre peu, ou encore qu'elle se sent démunie, on dira d'elle que ses parents lui ont laissé des tares. Si une personne s'alimente mal, on dira d'elle que ces parents lui ont inculqué de pauvres notions alimentaires; encore mieux, elle prendra peut-être le soin de le dire elle-même.

Si un homme mange trop, il n'avouera pas que c'est une mauvaise habitude chez lui, il préfère jeter le blâme sur son épouse qui s'avère être une trop bonne cuisinière. Si une personne consomme trop de sucre, elle donnera comme raison qu'elle est issue d'une famille ayant «une dent sucrée», qu'elle se sent faible si elle n'en mange pas, ou encore que le sucre lui donne de l'énergie. Voici quelques phrases classiques que disent certaines gens. «Je n'ai pas le choix d'avoir une alimentation grasse, car mon conjoint est un mangeur de viande et de pâtisseries.» «Je fume parce que c'est mon seul passe-temps, c'est mon seul petit péché mignon.» «Si je ne fumais pas, je pèserais 250 livres.» «Fumer, pour moi, est une forme de détente, de relaxation, car je suis une personne très anxieuse, et la cigarette agit comme anxiolytique. » « La cigarette régularise mon intestin et me fait mieux digérer ; je ne digère pas les fruits et je ne peux consommer que certains légumes... » « Au fond, je n'ai qu'une vie à vivre, et il y a des docteurs qui sont là pour s'occuper de notre santé. »

Un choix à faire

« J'aimerais beaucoup marcher, mais, après une journée de travail, je suis exténué, épuisé. Je me dis souvent que je devrais prendre le temps, si je pouvais, je... », disent des gens. Si ce n'est pas la température, c'est la fatigue ; si ce n'est pas la fatigue, ce sont les intempéries ; si ce ne sont pas les intempéries, c'est la condition des trottoirs ; si ce n'est pas la condition des trottoirs, ce sont les obligations ; si ce ne sont pas les obligations, c'est le travail ; si ce n'est pas le travail, ce sont les enfants... « Je ne peux pas prendre de vacances, car j'ai trop de travail et la compagnie ne peut se passer de moi. » « J'aimerais beaucoup travailler, mais je manque de scolarité et je ne veux surtout pas faire n'importe quoi... » « J'aimerais travailler, mais où... » « J'aimerais changer ma philosophie de vie, mais comment ferais-je ? « J'aimerais apprendre à aimer la vie et les autres, mais où commencerais-je ? « Le travail est très rare, c'est la récession et tout tourne au ralenti. » « Comment peut-on penser positivement lorsque notre éducation a été pauvre et déficiente ? » « Personne ne me donne une chance et tout joue contre moi... » « Il y a toujours quelqu'un ou quelque chose qui vient contrecarrer mes plans, j'ai le sentiment d'être bloqué, complexé, et je ne me sens pas le courage de foncer. » « Cela donne quoi de chercher et de regarder ? Peu importe ce que je fais, j'aboutis toujours à rien. » Etc.

La liste est longue, trop longue. Dans 90 p. 100 des cas, la vie est un choix, et la plus grande liberté qui nous appartient est celle de choisir la façon dont on veut penser et de regarder les choses. Si les excuses s'avèrent plus faciles à choisir que les efforts, il faudrait alors peut-être cesser de se plaindre. Le mauvais sort n'est pas toujours le fruit du hasard. Il est parfois trop facile de se complaire dans ses problèmes et d'abdiquer, surtout lorsque vient le temps de se changer soi-même, de penser autrement, de se bâtir une meilleure attitude à l'égard de la vie, et, en particulier, lorsque vient le temps d'attaquer les problèmes de la vie et de trouver des solutions. Même si la vie n'est pas un pot de roses et qu'elle n'est pas toujours facile, ce ne sont pas les propos suivants qui vont redonner aux gens le goût de foncer et de vivre : «Pauvre lui, pauvre elle», «Ce n'est pas drôle», «C'est tragique», «Cela va mal», «Ce n'est pas facile», «On n'est pas chanceux», «Le mauvais sort nous guette».

Parlons plutôt de petites victoires de tous les jours. À compter d'aujourd'hui, pourquoi ne pas essayer de changer une mauvaise habitude qu'on justifie en se trouvant une bonne excuse pour continuer à la pratiquer. **Vouloir, c'est pouvoir.** On peut changer bien des choses, mais pour cela, on doit se regarder en face et avouer ses faiblesses. Après, on n'aura qu'à prendre les moyens pour s'améliorer.

Mes souhaits

En tant que médecin, je souhaite de tout cœur que les gens puissent se réaliser en tant qu'êtres humains et, surtout, qu'ils puissent se prendre en main tout en devenant responsables des choix qu'ils font en assumant leurs responsabilités. «Tout l'or, tout l'argent, tous les honneurs ne peuvent être comparés à la sagesse et à la vertu. Pour être capable de jouir d'une bonne santé, d'être vraiment heureux, d'obtenir la paix intérieure, on doit d'abord se discipliner et se dominer soi-même.» (Bouddha)

BONNE SANTÉ!
LONGUE VIE!
EN TOUTE AMITIÉ.

Bibliographie

AIVANHOV, Omraam Mikhaël. *Règles d'or pour la vie quotidienne*, Éditions Prosveta, 1990.

ALEXANDER, Franz, D^r. *Psychosomatic Medecine*, W.W. Norton & Company Inc., 1950.

BENSABAT, Soly, D^r, avec collaboration du Pr Hans Selye. *Stress*, Hachette, 1980.

BROWN, Barbara B., D^r. *Between Health & Illness*, Bantam Books, 1984.

BERGER, Herbert et J. FREUDEN. *Burnout. La brûlure interne*, France, 1982.

GASSETTE, Grace. *La santé physique, mentale, spirituelle*, Éditions Astra.

GENEST, Jacques. «La santé positive», *Le médecin du Québec*, février 1993.

GIGUÈRE, Raymond. «Réflexions sur la vie quotidienne», *Promotions Mondiales*, tome 14, Éditions LN inc., 1985.

HUTSCHNECKER, Arnold A., D^r. *The Will To Live*, Simon & Schuster, 1983.

JACOBSON, Edmund. *Savoir relaxer pour combattre le stress*, Éditions de l'homme, 1980.

KEYS, Ken J^r. *Handbook to Higher Consciousness*, Love Line Books, 1975.

Petit Larousse Illustré 1990, 1990.

LUSSIER, Doris. *Viens faire l'humour et le plaisir*, Stanké, 1993.

MALTZ, Maxwell, D^r. *Le pouvoir magique de l'image de soi*, Un monde différent ltée, 1986.

MALTZ, Maxwell, D[r]. *Psycho-Cybernetics*, Wilshire Book Company, 1960.

MANDINO, Og. *Une meilleure façon de vivre*, Un monde différent ltée, 1990.

MORIN, Jean-Pierre. «Réflexions sur la vie quotidienne», *Promotions Mondiales*, tome 13, Éditions LN inc., 1985.

SIEGEL, Bernie S., D[r]. *Peace, Love, Healing*, Perennial Library, 1990.

SOLIGNAC, Pierre, D[r] et Laurent FONTAINE. *Les idées fausses sur votre santé*, Éditions Michel Lafond, 1988.

TOURNIER, Paul. *Guérir*, Éditions Ouverture, Collection Espace Libre, 1986.

WAITLEY, Denis. *The Joy or Working*, Ballantine Books, 1985.